现代医院信息化管理研究

李志贤　衣晓娟　李文清　孙炳强　鞠　峰　曲文英◎著

线装書局

图书在版编目（CIP）数据

现代医院信息化管理研究/李志贤等著.--北京：线装书局，2023.9

ISBN 978-7-5120-5621-3

Ⅰ.①现… Ⅱ.①李… Ⅲ.①医院－管理－信息化建设－研究 Ⅳ.①R197.324

中国国家版本馆 CIP 数据核字(2023)第 153862 号

现代医院信息化管理研究
XIANDAI YIYUAN XINXIHUA GUANLI YANJIU

作　　者：李志贤　衣晓娟　李文清　孙炳强　鞠　峰　曲文英
责任编辑：林　菲
出版发行：线装書局
　　　　　地　　址：北京市丰台区方庄日月天地大厦 B 座 17 层（100078）
　　　　　电　　话：010-58077126（发行部）010-58076938（总编室）
　　　　　网　　址：www.zgxzsj.com
经　　销：新华书店
印　　制：北京四海锦诚印刷技术有限公司
开　　本：787mm×1092mm　1/16
印　　张：12.75
字　　数：240 千字
版　　次：2023 年 9 月第 1 版第 1 次印刷
定　　价：78.00 元

线装书局官方微信

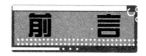

前　言

　　互联网的高速发展加快了医院信息化管理的建设速度，为了适应如今的新形势，现代医院信息化管理必须更新理念，创新思路。这就要求医院信息化管理工作者运用高效的信息化管理体系，提高信息化服务效率，加强队伍管理建设，提高信息化管理人员的综合素质。

　　鉴于此，本书以"现代医院信息化管理研究"为选题，首先阐述现代医院管理与现代医院信息化，内容包括现代医院信息管理的概述、现代医院信息化管理的内涵、现代医院信息化管理的意义、现代医院信息化管理的标准；其次阐述现代医院信息化系统的建设、现代医院档案管理及其信息化、现代医院全面预算管理及其信息化、现代医院后勤管理及其信息化；最后从实践创新的角度出发，围绕基于自主可控技术的智慧医院建设的背景、国内自主可控技术体系的建设情况、基于自主可控技术的智慧医院建设的目标与要求、基于自主可控技术的智慧医院建设的原则、基于自主可控技术的智慧医院建设的重要内容进行研究。

　　全书内容广博、结构科学，主要对现代医院信息化管理进行了梳理，分析了医院信息化管理的体系、内容等，并通过实践详细说明现代医院信息化管理的构想，指出其发展思路，力求为我国现代医院信息化管理研究发展方向与思路提供全新的视角，对指导现代医院信息化管理具有一定的指导价值与参考意义。

　　在写作本书的过程中，笔者得到了许多专家学者的尽心指导与鼎力支持，并参考了大量资料，在此致以真挚的谢意。由于涵盖内容较多，以及笔者的视野局限性，尽管主观上尽了最大努力，但书中所涉及的内容难免有疏漏之处，敬请各位读者提出宝贵意见，以便笔者进一步修改，从而使本书日益完善。

目 录

第一章 现代医院管理与现代医院信息化

第一节 现代医院信息管理的概述

一、现代医院信息的认知

（一）现代医院信息的内容

信息是用来消除随机不定性的东西。一般而言，信息的概念有广义和狭义之分。广义的信息是指发生源发出的各种信号和消息被吸收体所理解和接收，这些信号和消息及其所揭示的内容统称为信息；狭义的信息是指经过加工整理后对于接收者具有某种使用价值的数据、消息、情报的总和。人们通常所说的信息是指狭义的信息，其具有客观性、无限性、普遍性、抽象性、依附性、共享性、时效性、传递性等特点。从不同的角度对信息进行分类，可以产生不同的类型。例如，按信息应用部门划分，可分为医学信息、工业信息、农业信息、政治信息、文化信息、科技信息、经济信息等；按信息的记录符号划分，可分为图像信息、语音信息、文字信息和数据信息等。

医院信息是指在医院运行和管理过程中产生和收集到的各种医疗、教学、科研、后勤等信息的总和。其中，最主要是医疗业务信息。医院是一个信息高度集中的单位，医院信息在医院管理中发挥着重要的作用，医院的一切活动都离不开信息的支持。医院信息既是医院管理的对象，也是医院日常管理的基础。医院信息涉及患者的生命安危，其定量和定性的判断都要求十分准确，不允许有误差、遗漏和失真。

现代医院信息可分为医疗业务信息、医院管理信息和医学咨询信息三大类。医疗业务信息主要是患者的临床诊疗信息，包括临床诊断信息、医学影像检查信息、护理信息、治疗信息、营养配餐信息、药物检测信息、重症监护信息等；医院管理信息主要包括医院决策辅助信息、医疗管理信息、护理管理信息、科教管理信息、药品管理信息、器械设备管理信息、物资材料管理信息、环境卫生管理信息、财会管理信息、情报资料管理信息、医院经营管理信息、人事工资管理信息；医学咨询信息包括医学情报、科技情报、各种文字、视听检索资料、病案、图书、期刊和文献资料等。其中最重要的是医疗业务信息。

医疗业务信息是指医护人员从患者及其家属身上获取的关于病情发生发展变化的信息，包括采集病史、体格检查、实验室报告、技术检查等。诊疗护理的过程就是医护人员以自身的知识、经验结合这些信息来作出判断和决策的过程。医疗业务信息主要包含以下方面：

第一，诊疗信息包括门急诊诊断治疗记录；住院患者诊断治疗记录（包括病历、会诊、病例讨论等记录）；临床检验送检单和检验报告单、登记记录检索；医学影像检查；临床病例送检单和病例诊断报告、登记记录检索；内镜检查申请、报告、登记记录检索；电生理检查申请、报告、登记记录检索；药物处方（医嘱单）和临床药学信息；手术通知单、手术记录；麻醉记录、术后复苏记录；营养医嘱（处方）、饮食护理记录和营养治疗信息；输血申请、配血单、输血记录和血库信息；康复医疗处方、治疗记录，义肢、支具和辅助器具处方及安装记录；核医学检查申请单、检查报告、登记检索；放射疗法申请单、治疗记录；其他医疗检查、治疗处方、记录；各专业学科诊疗操作规范和技术常规。

第二，护理信息包括护理检查、诊断和护理计划；各种对患者的护理观察记录；责任制护理、整体护理执行情况记录；医嘱执行情况记录；护理值班、交接班病情观察记录；护理方式、患者心理、护理并发症记录；病房护理评价记录；对患者进行咨询指导和预防知识教育情况记录；护理操作常规和技术规范；护理质量、差错事故情况记录和讨论情况登记、上报材料等。

（二）现代医院信息的特点

第一，信息的类型多样且复杂：不仅包括患者生理方面的信息，还有社会、家庭、心理等方面的信息。

第二，信息获取比较困难：医疗信息能够直接获得的很少，往往要结合医务人员自身的知识和经验等进行判断，如一些内脏病变、脑部病变等，很多信息需要医务人员耐心仔细地询问才能得到。

第三，信息准确度较低准确：医疗信息在获取过程中往往带有较强的主观性，医务人员自身的技术和经验会影响到信息的判断，不同的医师可能对同一检查结果有不同结论；不同患者在描述相同程度的症状时可能会有不同的感觉，如疼痛痛到何种程度，不同痛阈的患者有不同描述。凡此种特定性指标难以有确定标准。

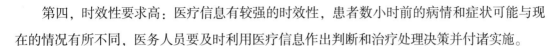

第四，时效性要求高：医疗信息有较强的时效性，患者数小时前的病情和症状可能与现在的情况有所不同，医务人员要及时利用医疗信息作出判断和治疗处理决策并付诸实施。

第五，医疗信息要求连续性：患者病情的发生发展变化是一个连续的过程，医务人员必须连续观察这一过程，从而帮助理解病情的发生发展规律，有助于医务人员的诊疗工作。

二、现代医院信息管理体系

医院信息管理是指通过科学的处理信息，建立管理信息系统和情报资料管理系统，以开发信息资源，使信息为医疗及管理服务。"医院信息管理是医院现代化管理的客观要求，其过程就是利用现代信息和通信技术改造医院业务流程中的主要环节，提高管理效率，达到医患之间、医护之间、科科之间、院科之间等的信息分享、协调和合作的过程"[1]。

（一）现代医院信息管理的作用

第一，现代医院信息管理是医院决策的依据。决策是在掌握大量信息之后对各项相关工作的方向、内容及方式的选择和调整过程。医院领导和管理部门可以根据信息和数据出台一些适应当前情况的政策或作出相应调整，确定医院未来发展方向，使医院在专科建设、经费使用、科室发展规划、药品采购、技术力量调整等方面的工作更科学合理。

第二，现代医院信息管理是医院控制的依据。控制是管理的重要职能之一，医院控制就是按照规定的任务和目标，使医院医疗、科研、教学等各项工作按照规定的标准、规章制度、常规程序等有控制地运转。医院信息系统是对医院医疗、护理、行政、人员、经费、设备、药品等方面进行管理的物质基础。对这些数据的流向从根本上加以控制和管理，可以使各级管理部门更好地从宏观和微观两个方面对这些重点环节实施监控。

第三，现代医院信息管理能够推动医院的医疗、科研、教学、管理工作。各种应用系统在医院的普遍应用，能够促进医院管理的现代化和精细化，提高了工作效率，从而推动医院医疗、教学、科研、管理工作的快速发展，有利于医院更好地履行社会责任和提升经济效益。

（二）现代医院信息管理的过程

现代医院信息管理的过程是使信息在管理工作中发挥作用的过程。医院的部门基本上可分为两大类：一是执行医疗信息处理的部门，如医院的临床部门和辅助诊疗部门；另一

① 刘文清.医院信息化管理［M］.哈尔滨：黑龙江科学技术出版社，2020：1.

类是管理信息处理的部门，如职能科室、病案统计资料管理部门。

现代医院信息管理的过程包括采集、加工、存储、传递、检索及利用六个步骤，具体如下：

第一，采集：收集原始信息，医院信息的收集必须注重被收集的原始信息的全面性和可靠性，因为它直接决定了信息处理的质量。

第二，加工：是指对被收集的信息进行校对、分类、排序、比较、计算、选择和分析的过程。经过加工的信息更容易被需要者利用。

第三，存储：将经过加工处理的信息按某些要求分门别类地存贮起来，便于以后参考备查，如病案资料和档案等。

第四，传递：医院信息经过传输构成医院与外界及医院内部部门之间的信息传递，从而形成医院的信息流，包括口头传递、图标图像传递、文书传递、声像设备信息传递和计算机信息传递。

第五，检索：医院信息是大量的，为了便于寻找所需信息，需要建立一套信息检索方法，如病案索引、文献资料索引等。

第六，利用：即信息经过收集加工、处理和传递到接受者手中被利用。

（三）现代医院信息管理的要求

第一，及时：执行信息处理的工作人员必须有严格的时间观念。对于现代化医院建设，这一点尤为重要。

第二，准确：反映了信息的质量要素。信息收集工作者必须遵循《中华人民共和国统计法》的要求，反对弄虚作假。

第三，适用：信息要有用且适用，要符合实际需要，信息收集者要做到去粗存精、去伪存真，进行信息的真实加工处理。

第四，通畅：信息流通要不受阻挡。因此，必须有健全的规章制度、工作程序，以保证信息的收集、加工、传输、反馈都能按常规运行。

第二节　现代医院信息化管理的内涵

一、现代医院信息化管理的特点

现代医院信息化管理的特点包括：第一，医院信息化管理在医院内部构成 Internet 网络，连接门诊、急诊、住院、病区（医师、护士）、药房（中心配药房、门诊药房、住院药房、药品库）、化验室、财务中心、后勤（材料、厨房、设备）等工作站。医院外部通过公共交换电话网络（PSTN）、综合业务数字网（ISDN）和数字数据网（DDN）等与Internet网络系统连接，实现远程医疗服务。第二，系统简洁实用，界面有中文提示，操作便捷，可处理各种复杂的多维报表，可根据用户需要生成各种报表，报表可采用垂直直方图、水平直方图和曲线图等方式输出。第三，系统采用模块化设计，适用于各种类型医院。第四，设置数据库和应用程序两级安全保护机制，对各级用户进行统一管理。

二、现代医院信息化管理的系统

我国医院信息系统建设经过近年来的发展，目前已经建立了大规模、一体化的医院信息系统。现代医院信息化管理的主要特征是：全面、全程、专业、闭环、集成、移动、智能，具体表现在：从面向管理向面向医疗发展，在以管理为主的医院信息系统的基础上，建立起以电子病历为核心的面向临床为主的医院信息系统；从信息服务向智能服务发展，采用人工智能技术与信息系统集成，以患者为中心，实现全程智能化服务；从单机系统、局域网向区域网、广域网发展，在医院网络建设中已经比较普遍地使用结构化网络布线、以太网和快速以太网，网络交换技术等也大量使用；将物联网、云计算和大数据技术等融入现代医院信息化管理建设中。

根据《医院信息系统基本功能规范》，医院信息系统包括五部分：临床诊疗部分、药品管理部分、经济管理部分、综合管理与统计分析部分、外部接口部分。

根据信息处理的对象和功能，医院信息系统又可分为医院管理信息系统（HMIS）和临床信息系统（CIS）两大类。医院管理信息系统以医院为中心，面向医院人、财、物方面的管理，支持医院的行政管理与事务处理，以提高医院管理效率，获得更好的经济效益和社会效益。管理信息系统包括财务系统、人事系统、门急诊（自助）挂号系统、住院患者管理系统、药品库存管理系统、办公自动化系统等子系统。

临床信息系统以患者为中心，对患者信息进行采集、存储、传输、处理和展现，并提供临床咨询、辅助诊疗、辅助临床决策，以医护人员和医技科室为服务对象，从而进一步提高医护人员的工作效率，提高医疗质量。临床信息系统是医院信息系统的核心，包括了临床诊疗部分的全部系统、药品管理的一部分，并且与另外三个部分都有关联，各个子系统以电子病历为核心整合在一起。临床信息系统中比较重要的子系统包括以下方面：

第一，电子病历系统（EMIR）指医院内全面记录关于患者的健康状态、检查结果、治疗过程、诊断结果等信息的电子化系统。电子病历系统覆盖了整个医疗过程，集成病患所有医疗信息，并可以通过为临床决策提供智能化、知识化的支持，实现对医疗服务全过程的控制，是医院信息化建设的基本和核心。

第二，医生工作站系统（DWS）是指协助临床医生获取信息，处理信息的系统。医生工作站系统以电子病历为中心，支持医院建立电子病历库，为医生提供高效的电子病历和电子处方管理平台，并为病历统计分析提供有效的手段，同时支持医院医卡通或医保卡的使用，为患者建立起连续的就医资料，提高对患者的诊疗与服务水平。医生工作站可以分为门诊医生工作站和住院医生工作站两种形式。

第三，护理信息系统（NIS）是指利用计算机软硬件技术、网络通信技术，帮助护士对患者信息进行采集、管理，为患者提供全方位护理服务的信息系统。护理信息系统一般包括临床护理子系统和护理管理子系统，临床护理信息子系统一般也称为护士工作站，主要用于护士工作的业务处理。由于各科室的护理业务工作的特殊性，临床护理子系统由通用的护士工作站和增加部分特殊功能的临床专科护士工作站组成，如急诊科护理信息系统等。

第四，检验信息系统（LIS）是指应用计算机网络和信息技术，实现临床实验室业务信息和管理信息的采集、存储、处理、传输、查询，并提供分析及诊断支持的信息管理系统，包括临床检验系统、微生物检验系统、试剂管理系统、实验室辅助管理系统等。

第五，放射科信息系统（RIS）是指利用计算机技术，对放射学科室管理的数据信息，包括图片影像信息，实现输入、处理、传输、输出自动化的计算机软件系统。它与PASC系统共同构成医学影像学的信息化环境。放射科信息系统是基于医院影像科室工作流程的任务执行过程管理的计算机信息系统，其基本功能包括：患者登记、检查预约、患者跟踪、报告生成、账单计费、文字处理、数据分析、医疗档案、综合管理、接口功能、系统管理、胶片管理，还可以在此基础上实现远程医疗。PACS与RIS和HIS的融合程度已经成为衡量医院信息化程度的重要标准。

第六，医学影像归档与通信系统（PACS）是医学图像存储与传输的数字化处理系统，其应用数字成像技术、计算机技术和网络技术，对医学图像进行存储、传输、检索、显示、打印而设计的综合信息系统。PACS主要分为医学图像获取、大容量数据存储、图像显示和处理、数据库管理和传输图像的网络五部分。由于医学图像占用海量存储资源和网络资源，部分医院会把PACS独立出来，建立单独的网络系统。

第七，临床决策支持系统（CDSS）指用人工智能技术对临床医疗工作予以辅助支持的信息系统。临床医生可以通过输入患者信息来等待系统输出针对具体病例的建议，从而作出恰当的诊疗决策。临床决策支持系统的建立有利于为疾病的诊断和治疗提供科学的决策，提高医疗卫生质量和效率。随着大数据分析技术应用于临床，临床决策支持系统更为智能化。例如，可以使用图像分析和识别技术，识别医疗影像（X线、CT、MRI）数据或者挖掘医疗文献数据建立医疗专家数据库，从而给医生提出诊疗建议。此外，临床决策支持系统还可以使医疗流程中大部分的工作流向护理人员和助理医生，提高治疗效率。

第八，其他常见的医院临床信息系统如手术麻醉监护系统、ICU监护信息系统、心电信息系统、血透中心管理系统、脑电信息系统、超声系统、肺功能系统、内镜系统、静脉药物配制信息系统等。随着医学的发展和信息技术的不断革新，新的子系统还将不断产生。

第三节　现代医院信息化管理的意义

对于医院的发展而言，由于管理方法较为陈旧，患者人数有增多趋势，医生较少，目前，已经有很多医院开始采用信息管理方法，将医院中的很多流程都信息化，包括挂号、缴费等，从而节约大量的时间和人力，为患者提供了优质的个性化服务，让患者在治疗的过程中可以更加方便。而且信息化也可以更好地记录患者的看病过程，也方便追踪患者的病情，方便医院对患者进行治疗。创建患者档案，还可以让医院为患者提供更好的服务，使医院在市场上更具竞争力。与此同时，信息技术管理可以帮助升级医院医疗设备，随着社会和经济的不断发展，医院的各种设备不断更新，在计算医疗设备数据信息的帮助下，良好的信息管理系统可以为医院工作人员提供更好的工作设备，并改善医院的发展前景。由此可见，医院实施信息系统设备，不仅能够减少很多的问题，也能够帮助医院更好地进行工作。"面对挑战、总结以往，抓住机遇、紧跟形势，科学发展，迈向新的历史时期，以信息化支持医改，信息惠民、造福百姓，这将是医院信息化事业所承担的责无旁贷的历史使命"[①]。

现代医院信息化管理工作建设完成后，医院工作将更加便捷，信息化的管理确保将医院中的所有内容记录在数据中，并记录下所有活动，如患者治疗、住院治疗等活动，这不仅方便了医院工作人员的工作，还优化了患者的医疗治疗过程，避免了患者的医疗错误情况，如服用错误的药物等问题。与之前相比，这也可以减少患者等待的时间。例如，在使用信息管理系统之后，医生可以不用手写东西，而且患者排队等候购买药物的时间也可以

---

① 刘晓强，华永良，薛成兵. 我国医院信息化发展历程浅析［J］. 中国卫生信息管理杂志，2016，13（2）：152.

节省下来，这可以节省医生和患者之间大量的时间，使医患关系更加和谐。与此同时，医院的服务质量和服务水平也得到了提高，在此过程中，医院可以为患者提供更多对患者有需要的信息，诸如药物信息，医院员工信息和工作时间安排等信息，这些都是通过信息管理方法完成的。医院也可以通过信息管理系统更好地规范医院规章制度，并通过对信息进行分类来发现问题、解决问题，也可以很好地监控整个医院的工作。医院管理者也可以对整个系统进行管理，加强医院监督，随时了解医院各个部门的情况，作出决策和解决方案。

综上所述，现代医院信息化管理的意义主要展现在两方面：第一，医院信息系统的应用能够增强医院信息交流的速度与准确度，为医院行政办公管理提供强有力的保证，提高行政管理人员的工作效率，有效辅助医院领导层管理掌控医院全局，与时俱进地规划医院发展方向，从而达到各方面效益都增加的目的；第二，医院信息系统的应用能够随时为医务人员提供患者诊疗过程中产生的医疗数据，只要打开医院信息系统就能让医务人员做到心中有数，提高日常运营服务的患者满意度。"通过临床信息、运维管理和患者服务平台的建设实现对不同角色数据的分类汇总与集成，依托集成平台的统一数据交互与共享减少各流程之间的中间环节，方便为不同需求用户提供按需定制的信息技术支持，最大限度提高医务人员工作效率，更好地改善患者就医感受"①。

第四节　现代医院信息化管理的标准

现代医院信息来源复杂多样、数量庞大，增长更新快，用计算机进行处理比较困难。由于标准不一致，同行之间无法沟通交流，医院之间难以协调，国际合作更为困难，因此需要确定现代医院信息化管理的标准。这个问题已引起许多国家的高度重视，一些国家在开展医院信息系统研究时，都花费很多力量于信息标准化的工作。标准化就是利用科学原理和实践经验，对医院信息的产生、识别、获取、检测、交换、传输、显示、存储、处理、印刷等技术进行统一化、规范化的处理，它实际上包括两项内容，即对医院各种信息进行分类和编码，分类就是将具有某些共同属性特征的信息归并在一起，而把不具有共性的信息区分开来。编码就是将表示信息的某种符号体系转换成便于人或计算机识别和处理的另一种符号体系的过程。根据中国标准化法，针对信息系统的要求，我国卫生部门已组

---

① 谭绍峰，雷行云，陈庆锟，等. 信息化建设对医院管理的影响探讨［J］. 医学信息学杂志，2019，40（11）：57.

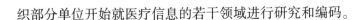

织部分单位开始就医疗信息的若干领域进行研究和编码。

一、国际疾病分类标准

国际疾病分类（ICD）是世界卫生组织对国际统计学研究所提出的"国际死亡原因表"经过多次修订后发表的，其应用范围除传统的流行病学外，还用于病案索引的编制和检索、有关卫生服务的计划、检查和评估的统计等多个方面。世界各国都据此向世界卫生组织（WHO）提出报告。ICD 对疾病原因归类较为严格精细，其分类已扩展到非致命疾病，对查询病因很有帮助，它以病因、解剖、病理症状等为基准、归类十分灵活，并将疾病分为 17 大类，106 个小类，共 903 个病种，其编号从 001～999，中间留有若干空号，除了 3 位数类目表外，还有内容类目表和 4 位数亚目。

疾病名称国际上通用为 ICD-9 码，1990 年 5 月世界卫生大会讨论并通过国际疾病分类的第十次修改本——国际疾病与有关卫生问题的统计分类，简称 ICD-10，它对于死因统计和疾病统计的规则和定义更为明确，编码包略有改变。对于 ICD-9 各国差不多都采取相同的态度，即用 ICD-9 原文向 WHO 做死亡统计报告，而为了兼顾临床的需要，都有不同形式的版本和扩充。在我国则建立了 CCD，它也经过多次修订，并依据解剖病因分两大基准分类。CCD 弥补了 ICD 的检查方法中没有中医诊断名称等缺陷。CCD 系统包括：CCD-D 现代医学诊断名称，CCD-T 传统医学诊断名称，CCD-S 麻醉手术名称，CCD-P 检验、诊断、治疗方法名称等。

为了与 ICD 接轨又编制了 ICD-9-CCD 联合编目系统，它有一个包含万余词条的疾病名称字库表，包括中英文疾病名、ICD-9 码、CCD 码和卫生部病因、死亡统计码。其正文按 CCD 码排列，但附有 ICD-9、中文及英文词条排序的索引，便于对照查询。

二、医学数字成像和通信标准

（一）医学数字成像和通信标准的发展

医学数字成像和通信（DICOM）标准是医疗设备的国际标准通信协议，包含了医学影像的数字化采集、归档、通信、显示及查询等各种信息交换的协议。该标准规定了接口的硬件和软件规范，使各种医学影像产品可以通过网络互联，并相互交换数据，共享硬件资源。美国放射学会和美国的全国电子制造业会倡议并成立了 ACR-NEMA 数字成像及通信标准委员会，以规范图像及其相关信息的交换。该委员会于 1985 年发布了 ACR/NEMA1.0 标准版本，1988 年修订发布了 ACR/NEMA2.0 标准版本，1992 年 ACR/NEMA 标准的第 3

版更名为 DICOM，目前，它的最高版本为 1993 年发布的 DICOM3.0 标准。DICOM 标准应用于网络环境，并克服了前两个版本只能传输数据，不能传输命令等缺陷，可满足数字化医院信息管理系统建设的需要。由此，众多的医学放射设备生产商开始支持 DICOM 标准的通用接口。

DICOM 标准是一个不断发展的标准集，并且每年都有新的修订，其规范目前已涵盖医院环境中大多数医学影像类型，以及常规医疗过程的信息类型，其特殊的面向对象的架构为其扩展提供了较大的空间，将成为整个医院信息化环境所采用和遵循的规范和标准。目前北美、欧洲及日本都以其作为医学影像设备互操作接口及医学影像数字接口，它已成为事实上的国际标准。目前国外的医疗设备厂商一般都以许可证方式提供符合 DICOM 标准的医疗设备，以解决不同厂商的各种医疗设备的互联问题。DICOM3.0 标准的制定使得医学图像及各种数字信息在计算机间的传送有了一个统一的标准。DICOM 通信接口是 PACS 系统非常重要的功能之一，其作用是解决不同厂商的各种符合 DICOM 标准的医疗设备的通信问题。DICOM3.0 不仅推动了 PACS 的标准化进程，也为 HIS、RIS 和 PACS 等系统的整合提供了接口标准。

（二）医学数字成像和通信标准的目的

DICOM 标准是解决医学影像学环境中不同来源的设备和系统间兼容与通信的问题，主要包含以下方面：首先，为了在各种医疗影像产品之间提供一致性接口，使设备之间实现互操作；其次，提供与制造厂商无关的数字图像及其相关信息的通信；再次，便于影像存档与通信系统和医院信息系统、放射信息系统接口；最后，便于建立方便查询的诊断数据库。

（三）医学数字成像和通信标准的特点

第一，广泛适用于网络环境：DICOM3.0 支持基于开放系统互连协议（OSI）和 TCP/IP 等通用工业标准的网络环境，从而为远程医疗创造了条件。

第二，规定了医疗设备如何对数据交换及相关指令标准响应：DICOM3.0 利用服务类别的概念具体规定了有关指令及其相关数据的语意。

第三，定义了规范标准的级别和兼容水平：DICOM3.0 则明确描述了为达到特定级别而必需的规范声明。精确地描述了生产厂商怎样架构化地声明兼容性（版本 3.0 提供多种兼容性选择，如选择 OSI 还是 TCP/IP）。

第四，引入了广义的信息对象概念：包括图形、图像、分析、检查、报告等广义上的各种信息对象。

第五，可扩展性：DICOM3.0 支持对新特性的扩展。

第六，建立了唯一标志各种信息对象的技术，对定义在网络上运行的各信息对象之间的明确关系具有关键意义

（四）医学数字成像和通信标准的构成

DICOM 标准共分为 13 部分，其中有 12 个不同的服务功能类，它规定了接口的硬件和软件规范，有设备兼容性、信息对象定义、服务类、网络通信、介质存储等，使各种医学影像产品可以通过网络互联，并相互交换数据，共享硬件资源。事实上，网络中的某一设备可能仅仅符合 DICOM3.0 的某一个或几个服务功能类。如第 3 部分定义了规范化和复合类的信息对象，它定义了患者信息和影像数据对象，只有理解和遵循这种规范，才能做到信息自动归档和交换。DICOM 的信息对象及相关属性信息作为数据元素集成为数据集合，并对此数据集合进行编码以便于通信。

DICOM 文件格式提供了数据集合信息存储成文件的方法，每个 DICOM 文件中只能存放一个 SOP（信息对象对类）实例，最先存放的是文件元信息，然后是代表 SOP 实例的数据集合信息，具体包含以下几方面：

第一，导言：即 DICOM 文件的文件头，128 个字节，可将文件的有关说明放在导言中，它提供与通用计算机图像文件格式的兼容性，便于访问文件中的图像和相关数据；还包含组长度、文件原版本信息、介质存储 SOP 类等。

第二，前缀：4 个字节，固定为"D""I""C""M"四个字符。

第三，文件元信息：按数据元素标签以及值的长度来编码表示。每个数据元素与一个 IOD 的属性对应为以下固定格式。①标签，共四个字节；②数据类型，2 个字节；③数据长度，2 个或 4 个字节；④数据，偶数个字节，存放真正数据，数据集合，这些数据元素按照数据元素标签的顺序排列而成。

三、卫生信息交换标准

（一）卫生信息交换标准的发展

卫生信息交换（HL7）标准主要用于医学信息领域的电子数据交换，提供在医疗计算机应用程序之间进行数据交换的标准。为了推动医学信息管理数字化，不仅需要计算机网

络的硬件和软件技术，更需要在标准化的基础上发展医疗信息交换协议。医疗服务复杂性、多样性造成了医疗信息的千变万化，医疗信息较其他科学领域更难实现标准化。多种异构医疗信息系统间需要快捷集成，这是产生 HL7 的根本需求。

1987 年开始，美国国家标准局授权的标准开发机构，开发了一个专门用于医疗卫生机构及医用仪器、设备数据信息传输的标准（HL7）美国医疗卫生信息交换第七层协议。1994 年，HL7 被正式纳为美国国家标准。

1987 年 3 月在宾夕法尼亚大学医院由萨姆·舒尔茨博士主持召开的一次会议上成立由医师、系统开发工程师及专家组成的一个研究委员会，称为 HL7 工作组（HL7WC），它致力于使那些在医疗应用系统中交换的某些关键数据集合的格式和协议标准化。这个会议大约每 4 个月都会在美国各地举行。HL7 审核国际工作组在美国以外的很多国家都存在，包括澳大利亚、德国、荷兰、新西兰和加拿大等国家。1994 年 6 月，HL7 成为一家美国国家标准局授权标准发展组织。HL7 加入了 ANSI 的卫生信息标准委员会。

HL7 于 1987 年 9 月通过 1.0 版，包括了总结口头协议及出入院、医嘱署入、电子文件等协议。于 1988 年 9 月通过 2.0 版，1996 年通过了 2.3 版。2000 年底颁布的 V2.4 版是目前的最新版，HL7 的影响力已经扩及澳大利亚、加拿大、中国、芬兰、德国、日本、荷兰、新西兰、英国、印度、南非、韩国等近 20 个国家和地区。我国在 2000 年 1 月以 HL7 中国协作中心（HL7CHINA）的名义成为其国际会员。

（二）卫生信息交换标准的目的

HL7 的目的是促进医疗环境中的通信。为支持许多接口准备了一个完整的标准，并在扩展现存接口定义的基础上增加了一些其他定义。使医院内部不同系统的沟通大大简化，便于各医院之间以及医院与其他机构的系统互联，医师就能从网上直接共享患者的全部病历信息，对患者实施更快捷、更有效的治疗。

（三）卫生信息交换标准的特点

第一，医疗信息达到高度的标准化、协议化，信息不仅具有数据传递功能，还具有控制、操纵的功能，已成为沟通各节点的新媒介。

第二，各个应用系统成为网络中的节点，在网络中能够自动地接受某些信息和作出响应，此过程能随着节点的联络而调整。

第三，医疗事件信息化，事件的发生可产生出规范化的信息，而对事件的相关处理即是对事件信息的响应。事件的描述与事件的处理相对独立，两部分可在不同节点中进行，并有标准化信息来协调，使得医学信息的记录和管理得到完善。

（四）卫生信息交换标准的构成

基于国际标准化组织开放式系统架构应用层制定的 L7，适用多种操作系统和硬件环境，可用于多个应用系统间的文件和数据交换。主要包括三方面内容：健康信息表示规则、健康信息指标项分类代码体系、健康信息交换协议。

第二章　现代医院信息化系统的建设

第一节　现代医院信息化系统概述

"互联网的应用加快了医院信息化系统建设的速度，现代医院信息化系统的应用可以帮助医院不断提高管理水平，现代医院信息化管理应用了网络通信技术和计算机软件和硬件技术等现代化手段收集信息，为医院经营 管理等活动提供全方位服务"①。医院信息系统是计算机技术、网络通信技术和现代管理科学在医院信息管理中的应用，是计算机技术对医院管理、临床医学、医院信息管理长期影响、渗透以及相互结合的产物。

一、现代医院信息化系统的界定

现代医院信息化系统是对医院信息执行分散收集、统一管理、集中使用、全员共享的计算机网络系统。医院信息化系统是软件系统或应用软件系统，它一定是在计算机网络环境下运行的应用软件系统。现代医院信息化系统的定义及概念是把医院产生的各种信息输入计算机网络系统，由计算机完成信息的储存、处理、传输和输出，在院内形成信息共享，以提高医院工作质量及工作效率，还可以从学科地位方面对其进行理解：

第一，现代医院信息化系统是一门新兴的学科随着电子计算机的诞生、发展和普及应用，在医学和计算机之间出现了一门新的学科——医学信息学，该学科专门研究医学信息的特点和计算机处理医学信息的技术。医院信息系统是医学信息学的一个重要的分支。

第二，现代医院信息化系统与众多学科相关医院信息系统与众多的相关学科有紧密联系而又相对独立，并逐渐形成为一门学科，它的主要目的在于如何在医院的各项活动中有效地利用信息技术，因此，必须将相关学科有关理论和方法融于医院信息系统之中。

第三，现代医院信息化系统是一门实践性很强的学科，它研究的对象是信息技术以及

---

① 张海军，张传峰. 现代医院信息化系统应用与实践分析［J］. 数字技术与应用，2023，41（2）：153.

信息技术与管理业务的结合，而信息来源于医院内部和错综复杂的社会环境的各个方面，信息输出也同样要求有千变万化的方式和去向。它的应用对象是管理、医疗、护理、科研、卫生经济、教学、药品物资等医院各个方面的工作人员。

二、现代医院信息化系统的特征

医院信息系统是一个完整的基于数据库的系统，在这类结构模式中，数据库服务器为客户应用提供服务，这些服务包括查询、更新、事务管理、索引、高速缓存、查询优化、安全管理及多用户并发存取控制等。它提供信息以支持医院的计划、控制和操作，提供既适应过去也适应现在和将来的有关内部操作和外部情报的信息以帮助运行、管理和决策，并以实时方式提供一致信息。医院信息系统把从事务处理中选出的数据浓缩、加工成为用于管理的信息，它具有以下特征：

第一，结构化决策支持。当信息系统与操作活动有关时信息系统就成了管理的工具，它支持决策活动。特别是它支持简单的、重复的、结构化的活动，这样一些决策在操作级和中间管理级大都相似。涉及医院管理信息系统的问题常常是缓慢变化的，看起来好像根本不变化。因此，可以把属于这种系统的信息事先区分出来，从而可以进一步设计一个过程程序以产生必要的信息。

第二，与事务处理系统相联系。在医院信息方面事务处理的目的就是俘获和操纵与医院业务有关的数据。事务处理可以包括对数据的分类、排序、计算、摘要及存储。事务处理系统与医院信息系统不是一回事，它们之间有着重要的关系，许多数据要用来支持由医院事务产生的管理决策活动。

第三，自动生成报告单。为支持决策，系统要提供包含有关管理信息的报告单。报告单包含一些以人工方式或自动方式存储在文件中的数据，这些数据给管理人员的报告格式提供信息，这种报告单往往是某一段时间里所发生事件的摘要。当然有时也能提供某一时刻所发生事件的"快照"，如药品订货报告就是这样，它能指出任何时点上的订购量及库存量。

第四，支持联机检索。在许多场合，人们要对系统提出某个特定的问题并要求立即回答。然而，对于这类急于解决的问题，不必准备完整的报告单。医院信息系统就可以在相对比较短的时间内以一定方式给这类问题提供信息。

第五，医院信息数据的来源。医院信息系统要汲取事务的数据。当然并不只是事务数据，一些有关资源、预算和计划的数据也用来生成管理人员所需要的报告。在大多数情况下，管理信息所需要的数据来源于一个或多个文件。数据可以在传统的主文件里或者在复杂一些的数据库里，它们通常是存在于医院的各个部门。

三、现代医院信息化系统的功能

现代医院信息化系统以病人基本信息、卫生经济信息和物资管理信息为三条主线，其应用范围覆盖了医疗护理管理部门、临床科室以及各个医技科室，能够满足不同类型医院的管理和医疗护理工作的需求。软件研制开发采用了整体规划、模块组合集成的设计方法，使系统的运行和应用十分灵活、方便。网络系统软件的应用，对规范医院管理，提高工作效率和经济效益以及社会效益等方面发挥了重要作用。高级版软件的功能强大，按照它的性质可分为信息服务功能和事务管理功能两大类。

（一）现代医院信息化系统的信息服务功能

1. 辅助决策

系统软件的应用，可以帮助决策者及时了解医院运行的情况，开展一些在以往的传统管理中不能或难以实现的工作，以提高对医疗护理工作决策的能力和水平，最终实现提高决策的质量和效果。医院信息系统网络版软件能为决策者迅速而准确地提供决策所需要的数据、信息和背景资料，帮助决策者明确决策目标，建立、修改决策模型，提供各种可选择的方案，并对各种方案进行评价和优选，为医院领导决策和实施有效的管理发挥强大的辅助作用。例如通过对病人信息的查询，可以及时了解病人的流动情况、危重病人情况、病房床位占用情况等等；在日常医疗管理中，放弃依赖看报表的方式，改为计算机网络实时查询，获得最新信息，使管理者的分析、判断有及时可靠的依据，使工作的针对性更强，从而提高了管理者的管理水平。

2. 统计服务

系统的应用软件有强大的综合医务统计功能，能够完成医疗数质量指标的统计分析，在院内实现数据共享。例如，当日或当月医疗数据、医疗经济、病人信息、病种分析、各种统计报表等等，全部在网上传输，能够提高信息的时效性。同时，还提供了多种多样的统计查询功能，使统计工作更加全面，统计职能进一步得到发挥。

医院应用系统网络版软件以后，变集中录入、定期分析为实时采集、适时分析，免去了手工抄送报表，网上日报、月报及时生成，领导者和管理部门可以随时查询。该软件的应用，实现了医院分级管理标准中的病种管理、医疗经费管理和工作量统计等要求，并且克服了以往统计工作中的人为错误。例如，综合查询系统、医务统计系统等，提供了医疗质量指标完成情况、医疗动态情况等，由以往单纯的医疗信息变为综合的和完整的信息，综合统计功能显著加强。

3. 卫生经济管理

计算机在记录病人医疗活动过程的同时，产生了各种医疗费用信息。通过对卫生经济信息的综合处理，可以查询单病种平均费用及人均费用、各种费用的构成比；通过对成本信息的综合处理，可提供在收入增加中，调价因素所占的比例、新增设备所占的比例等，这些都为医院卫生经济宏观管理和微观管理创造了良好的条件，它为研究和制定医院卫生经济管理工作发展规划、管理制度、规范要求提供了基本的依据。

4. 为医疗、科研、教学提供服务

系统运行以后，院领导和各业务管理部门可以随时从自己的工作站上任意查询某一时段、某一类型的医疗数据、医疗经济、病人信息、病种分析等信息，还可提供单病种分析、病种治疗过程分析、药物治疗等。系统自动生成的统计分析图表，为医疗、科研、教学提供种类繁多的信息资料。与此同时，可利用这些丰富的信息资源，进行临床医疗管理、医院行政管理、卫生经济管理及药品物资管理等方面的综合对比和研究。例如，通过对病人诊疗信息的收集和汇总，可以完整地以现代化的手段保存和管理病人医疗信息，为临床医学研究和业务培训提供大量的信息资源。由于采用计算机网络管理模式，彻底改变了传统的经验管理方式，信息服务更加快速、准确，服务质量更高更优，推动了医院现代化管理的进程。

(二) 现代医院信息化系统的事务管理功能

1. 门诊管理

门诊管理系统软件提供的门诊管理系统，功能覆盖了病人在门诊的挂号预约、就诊、划价、收费、取药等整个过程。病人既可以使用电话预约挂号，也可以实地进行挂号，病人所做的一切检查、治疗及取得药品都由计算机网络系统完成划价。病人还可使用医疗保险、医疗保健的 IC 卡，它既可方便持卡人进行挂号、检查、治疗、取药划卡，还可以方便持卡人在院内消费，自动完成划价收费。部分医院还研制了触摸屏电子咨询系统或采用双屏显示方法，极大地方便了病人门诊就医，同时，也提高了医院的服务质量。

2. 药品管理

药品管理系统软件能对医院药品的购、用、制情况及分布于药库、各个药房、制剂室等部位的各种药品的物流和相应财流进行有效的管理。系统根据库存消耗制定采购供应计

划，有效地避免和减少了药品的积压、浪费现象，而且还能动态地提供药品流向综合查询。药品管理系统的应用，严格规范了药品的采购、入库、上账、出库处理、药库管理、药品效期管理、药品流向、药品调价收费等一系列计算机网络下的控制和管理，增加了药品采购、消耗的透明度，实现了门诊药房与门诊收费处、住院药房与护士工作站及住院收费处、卫生经济管理科一站式管理。

3. 住院信息管理

从病人入院开始，即可从网络中查询病人的基本信息，安排床位。医生在自己的工作站上书写病历、下达各种检查和治疗医嘱，通过网络传输，病人及时得到了妥善的处理。病人在做完各种检查后，检查结果通过网络自动传送回相关工作站。有需要手术的病人，在医生工作站提出手术预约申请，手术室进行手术安排。医生还可在工作站前阅读各种检查报告及影像图片。病人在医疗过程中，系统自动记录相关的医疗经费，并由卫生经济管理部门进行审核、监控，增加了卫生经济管理的透明度，有效地避免了欠费、漏费现象。计算机网络管理模式下的临床医疗管理，优化了工作流程，提高了诊治质量，实现一切以病人为中心的服务宗旨。

4. 综合信息管理

医院信息系统产生的病人基本信息、医疗护理信息、经济管理信息和药品物资信息等，可以满足医院信息集中存储、分散处理、综合查询的需求，并可用直观的图表方式查询任意时期各部门和各类人员的医疗工作综合信息卫生经济管理综合信息、病人综合信息等。这一系列综合信息，是医院管理的基础和制定计划、决策的可靠依据，同时也是控制、监督各项工作和协调、促进各项工作的重要手段，它能够使医院管理更加规范化、标准化和科学化。

四、现代医院信息化系统的构成

现代医院信息化系统是医疗服务和管理的重要辅助手段，这就决定了医院信息系统是一个不断发展的系统。随着信息技术、通信技术的进步和发展，以及应用的深入，医院信息系统也将不断充实和更加完善。目前，医院信息系统由 12 个分系统和 42 个子系统组成。各分系统所包含的范围如下：

第一，门诊管理分系统子系统包括身份登记、挂号与预约、病案流通、门诊收费和门诊业务管理等。

第二，住院管理分系统子系统包括住院登记、病案编目和医务统计等。

第三，病房管理分系统子系统包括病房入出转、护士工作站和医生工作站。

第四，卫生经济管理分系统子系统包括价格管理、住院收费、收费账务和成本核算。

第五，血库管理分系统子系统包括献血员管理、用血管理和血库科室管理。

第六，药品管理分系统子系统包括药库管理、制剂室管理、临床药局、门诊药局、药品统计查询和合理用药咨询等。

第七，手术室管理分系统子系统包括手术预约、手术登记和麻醉信息管理等。

第八，器材管理分系统子系统包括医疗器材管理、低值易耗品库房管理和消毒供应室管理等。

第九，检查信息管理分系统子系统包括检查申请预约、报告处理、检查科室管理和超声图像管理等。

第十，检验信息管理分系统子系统包括检验处理、检验科室管理和仪器设备接口等。

第十一，综合查询分系统。

第十二，系统支持分系统子系统包括开发管理、数据字典管理、工作人员与权限管理、公共代码字典管理。

以上这些子系统是辅助医院各业务部门工作的工具。从医院信息角度而言，医院各部门的信息是相互联系的，就像一个个信息链，每个子系统都是这些信息链上的一环。例如，①病人身份登记子系统、住院登记子系统、病房入出转子系统、病案编目子系统等就构成了病人从入院到出院的一条信息链；②价表管理子系统、病房工作站子系统的医嘱处理、检查申请预约子系统、检验处理子系统、手术登记子系统、用血管理子系统、住院收费子系统、临床药局子系统、器材管理子系统等构成了医院经济信息链；③医嘱处理、检查报告管理、超声图像管理、检验处理、医生工作站、手术登记、病案编目等构成了医疗信息链。

在系统中，由于一个个子系统同时是多个信息链的环节，信息系统高级版采用了一整套规范来使各个子系统能够连接起来，其中包括：①建立统一的病人标识；②统一的病人费用的记录方法；③从总体上设计好检查检验记录的数据结构；④区分诊治项目与收费项目并建立对照关系；⑤合理处理临床诊断描述与编码、手术操作描述与代码的关系。

五、现代医院信息化系统的效果

现代医院信息化系统在医院的应用，不但带来了明显的经济效益与社会效益，为病人提供规范化服务，减少漏费、欠费，合理利用了卫生资源，而且还对医院管理产生许多显著的效果，主要包含以下几方面：

第一，促进了由经验型管理向科学型管理的转化。随着医院信息系统的应用，机内数据库会迅速增长，利用计算机手段非常容易重新提取与分析，它可以反映医院的运营状态和变化趋势，辅助领导的决策。因此，这种用长期积累的大量数据说话和按统计结果决策的管理方法，将逐步取代按经验和感觉进行粗放式管理的方法。例如，医院的财务管理将很快地由单纯的账务会计管理转化为计划财务管理、预决算制管理、科室核算式管理、财务预测与分析管理等更为科学的管理方法。

第二，促进干部队伍的年轻化与知识化。随着计算机在医院的应用，一批年轻有为的知识化的业务骨干会很快成长起来，能够促进全员素质的提高。

第三，促进医院各项管理规范化、标准化。计算机系统开始实现时，虽然要满足各种手工管理时的需求，但必须把各种操作和流程规范化、标准化。而一旦计算机系统建立，又会反作用于约束和规范人们的行为。

第四，增强了院长的权威。完整的医院信息系统的建立，增加了各部门业务工作流程的透明度，强迫性地实现了全院范围内授权者的信息共享，从而加强了院长和上级部门对各部门工作的监督、管理权力。

第五，医院信息工作在医院管理中跃居显要的位置。随着完整医院信息系统的投入使用，会使整个医院的业务运作和管理越来越依赖于计算机网络系统。反之，覆盖全院的计算机网络系统，一旦成功运行，各类工作人员的信息化意识普遍提高，很快就会有更多的计算机应用的需求加入到院长的议事日程上来。因此，在组织机构、经费来源、人力、物力等方面的支持和保障系统的正常运转就成了当务之急。各医院都会出现主管信息工作的副院长，拥有相当大的管理职能的信息中心。每年固定地将全院预算额 1% 左右投入信息系统的维护与建设。信息工作将会像医疗、财务、人事、教学、后勤、科研一样成为院长办公的经常性议题。

综上所述，现代医院信息化系统今后努力发展的方向可概括为以下几方面：①要完善医院管理，在横向上进一步开发更多系统，如门诊系统、手术室系统、供应室系统、血库管理系统、营养膳食管理系统等。②要为高层主管开发完善综合查询与辅助决策的联机分析系统。③Internet 和 Intranet 的利用实现与世界广域网相连接。在传统关系数据库的基础上建立多层次 C/S 结构。形成院内 Intranet 体系结构，充分利用数据资源。④与医疗保险制度相融合，成为地区乃至全国医疗保险信息网络的有机部分。⑤向完整的临床信息系统发展，提供更多的面向医生和面向病人的服务，如医学影像处理系统、计算机化的电子病历、远程医学教育和远程医疗会诊系统、完善的实验室系统和医技科室信息系统、联机医学咨询系统等。

现代医院信息化系统是面向大中型医院的通用系统，它涉及面广，覆盖了医院主要管理职能和病人在医院就诊的各个环节，它是一个将先进的医院管理思想、各个部门的业务工作以及当今最新计算机技术完美的结合体。

目前，为满足不同类型医院的管理和医疗工作的特点，现代医院化信息系统有两种版本，即高级版与普及版。高级版软件技术起点高、技术难度较大、功能比较齐全，适用于规模较大的中心以上医院使用。按信息流向，系统可分为三大部分，即病人信息、卫生经济和药品物资信息。普及版适用于较小型的医院。

从系统应用的角度可分为两大部分：①医院管理信息服务，主要包括一般医疗概况、综合情况、统计分析、医疗经济分析、病人查询、病案管理、病种分析以及药品、器械、物资经费管理信息等；②临床医疗信息服务，主要是指为临床诊断、治疗而提供信息相关应用系统，包括医生工作站、护士工作站、门诊工作站和医学影像、临床检验、重症监护子系统等。

第二节　现代医院信息化系统的技术构成

一、现代医院信息化系统的综合布线技术

当今社会，信息已成为一种非常关键性的资源，它必须精确、迅速地传输于各种通信设备、数据处理设备和显示设备之间。由于这一原因，现代医院都会要求以最快速度对这些通信及信息系统进行调整和改进，并根据需要配置成各种不同的结构。当前，寻求一种更合理、更优化、弹性强、稳定性和扩展性好的现代医院布线技术，已成为当务之急，它不但能够满足现在的需求，更重要的是迎接未来对配线系统的挑战。综合布线技术正是在这种背景下推出并被广泛接受的一种布线技术，它能够以一次性的布线投资，解决今后相当一段时间内的所有布线问题。

随着信息处理系统发展迅速，对信息传输的快速、便捷、安全性和稳定可靠性要求高。在新建网络中，所建网络要求对内适应不同的网络设备、主机、终端、PC 及外部设备，可构成灵活的拓扑结构，有足够的系统扩展能力，对外通过与国家公网与外部信息源相连，组成全方位多通道的信息访问系统。既要适应当前信息处理的需要，又充分考虑到信息系统未来的发展趋势。现代医院是信息时代的必然产物，是计算机系统应用的重大方向。智能医院是利用系统集成方法，将计算机技术、通信技术、信息技术与建筑艺术有机

结合，通过对设备的自动监控，对信息资源的管理和对使用者的信息服务及其与建筑的优化组合，所获得的投资合理、适合信息社会要求，且有安全、高效、舒适、便利与灵活特点的医院。

智能化医院的基本功能主要由三大部分构成，即大楼自动化、通信自动化和办公自动化，这3个自动化通常称为"3A"，它们是现代医院中最基本的，而且必须具备的基本功能。

（一）综合布线技术的特点

单个医院建筑物与建筑群综合布线系统，简称综合布线系统，它是指一幢建筑物内（或综合性建筑物）或建筑群体中的信息传输媒质系统。它将相同或相似的缆线（如对绞线、同轴电缆或光缆）、连接硬件组合成一套标准的、通用的、按一定秩序和内部关系而集成的整体，因此，目前它是以 CA 为主的综合布线系统。今后随着科学技术的发展，会逐步提高和完善，形成能真正充分满足现代医院所需的要求。综合布线技术的特点主要包含以下几方面：

第一，系统化工程。综合布线是一套完整的系统工程，包括传输媒体（双绞线及光纤），连接硬件（跳线架、模块化插座、适配器、工具等）以及安装、维护管理及工程服务等。

第二，模块化结构。综合布线系统的设计使得用最小的附加布线与变化（如果需要的话）就可实现系统的搬迁、扩充与重新安装。

第三，灵活方便性。结构化布线系统的设计同时兼容语音及数据通信应用。这样一来减少了对传统管路的需求，同时提供了一种结构化的设计来实现与管理这一系统。

第四，独立于应用。作为国际电报电话咨询委员会七层协议中最底层的物理层，综合布线系统构成了某种基本链路，如同一条信息通道一样来连接楼宇内或室外的各种低压电子电气装置，这些信息路径提供传输各种传感信息及综合数据的能力。

第五，技术超前性。综合布线系统允许用户有可能采用各种可行的新技术，这是因为结构化布线系统独立于应用，并能对未来应用提供相当的余度。

（二）综合布线技术的优势

第一，经济性。使用综合布线系统意味着用初期的安装费用来降低整个医院永久的运行费用，从而取得良好的远期经济效益。

第二，高效性。不断增长的医院建筑物运行费用是各种楼宇管理系统的主要关注点。

安装综合布线系统可以降低医院这种费用。这是因为综合布线系统的高效性使对用户的需要快速作出反应成为可能，同时费用较少。

第三，低廉的运行花费。综合布线系统是一种节省运行花费的系统，这些运行花费包括医院中人员与设备的增加与重新安置，以及占用者不断变化的需求等方面所带来的花销。

第四，便于重新安装。综合布线系统既可以安装在全新的建筑物中，又可用于对现存建筑的网络更新。如果选用了综合布线系统，那么不管是现在还是将来，它都能对建筑物内的环境提供完全的兼容支持。

第五，布线系统是整个信息系统的物理基础。如果信息系统是智能建筑的灵魂，那么布线系统就相当于信息系统的神经。因此，可布线技术的选择和布线系统的设计决定了整个医院大楼的信息系统的生命力，它将关系到医院大楼未来数年甚至数 10 年的使用效果。

（三）综合布线技术的构成

综合布线系统由以下 7 个子系统组成：

第一，水平子系统。水平子系统存在于水平跳接和插座之间。水平跳接——水平电缆——插座，水平电缆可为 UTP 网线、光纤等等。

第二，主干子系统。主干子系统分为楼内和楼间，楼内主干是用于连接设备间和各楼层电信间的布线系统，而楼间主干用于连接两座建筑物。它包括：主要跳接、中间跳接、楼内主干线缆、楼间主干电缆。主干电缆可为 UTP 网线、光纤。

第三，工作区子系统。工作区子系统是插座到用户终端的区域，把所有的媒体接口（DB15、DB9、DB25、同轴等）标准化为模块化插座（T568A、T568B）或光纤插座。

第四，设备间子系统。设备间用于服务于整个布线系统，设备间用于容纳布线系统的设备及配线架。

第五，电信间子系统：电信间是服务于楼层的空间。用于容纳该楼层的设备及配线架。

第六，入口设施子系统。入口设施是外部电话线、楼间主干线缆、天线等的入口点。

第七，管理子系统。为方便日后的更改、增加、维护，必须要对整个布线系统的电缆、连接硬件、空间、走道等进行统一管理。布线系统的管理由 EIA/TIA606 来规范。

二、现代医院信息化系统的数据库技术

数据库是对数据进行管理的技术，是现代医院信息化系统的核心和基础。数据库在现

代医院信息化建设中的应用非常广泛，从药品管理、门诊收费到电子病例、财务电算化等等，都离不开数据库技术。

（一）数据库技术的认知

1. 数据的认知

数据（Data）是数据库中存储的基本对象。数据在大多数人头脑中的第一个反应就是数字。其实，数字知识最简单的一种数据，是数据的一种传统和狭义的理解。数据的种类很多，文字、图形、图像、声音、病人的医疗记录、药品的进货情况等，这些都是数据。数据可定义为：描述事务的符号记录称为数据。描述事务的符号可以是数字，也可以是文字、图形、图像、声音等，数据有多种表现形式，它们都可以经过数字化后存入计算机中。

2. 数据库系统的认知

数据库（DB）是存放数据的库房。只不过这个库房是在计算机存储设备上，而且数据是按一定的格式存放的，便于检索和使用。

数据库是长期储存在计算机内的、有组织的、可共享的数据集合。数据库中的数据按一定的数据模型组织、描述和储存，具有较小的冗余度、较高的数据独立性和易扩展性，并可为各种用户共享。

数据库系统（DBS）是指在计算机系统中引入数据库后的系统，一般有数据库、数据库管理系统（及其开发工具）、应用系统、数据库管理员和用户构成。

3. 数据库管理系统的认知

数据库管理系统（DBMS）是位于用户与操作系统之间的一层数据库管理软件，它解决如何科学地组织和存储数据，以及如何高效地获取和维护数据等问题，它的主要功能包括以下方面：

（1）数据定义功能。DBMS 提供数据定义语言（DDL），用户通过它可以方便地对数据库中的数据对象进行定义。

（2）数据操纵功能。DBMS 还提供数据操纵语言（DML），用户可以使用 DML 操纵数据实现对数据库的基本操作，如查询、插入、删除和修改等。

（3）数据库运行管理功能。数据库在建立、运用和维护时由数据库管理系统统一管理、统一控制，以保证数据的安全性、一致性、完整性、多用户对数据库的开发使用及发生故障后的系统恢复。

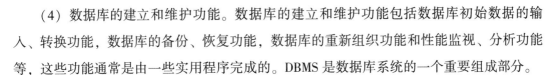

（4）数据库的建立和维护功能。数据库的建立和维护功能包括数据库初始数据的输入、转换功能，数据库的备份、恢复功能，数据库的重新组织功能和性能监视、分析功能等，这些功能通常是由一些实用程序完成的。DBMS是数据库系统的一个重要组成部分。

由此可见，数据库系统包括数据库，数据库的建立、使用和维护等工作只靠一个DBMS远远不够，还要有专门的人员来完成，这些人被称为数据库管理员（，DBA）。

（二）数据库关系模型

目前，数据库领域中最常用的数据模型有四种：关系模型、层次模型、网状模型和面向对象模型，其中层次模型和网状模型统称为非关系模型。

关系数据库系统是支持关系模型的数据库系统。关系模型由关系数据结构、关系操作集合和关系完整性约束三部分组成。关系模型的数据结构非常单一。在关系模型中，现实世界的实体以及实体间的各种联系均用关系来表示，关系模型中数据的逻辑结构是一张二维表。关系模型给出了关系操作的能力。关系模型中常用的关系操作包括：选择、连接、增加、删除和修改等。关系操作的特点是集合操作方式，即操作的对象和结果都是集合。

关系模型包括两类完整性约束：实体完整性和参照完整性。实体完整性规则规定基本关系的所有主属性（主码）都不能取空值。如病例号是区分病例的主要标识，它的取值不能为空。参照完整性规则规定一个数据库中的多个二维表之间主码与外码之间的引用规则。例如，两个有关系的表，住院病人情况和医生名单，在医生名单中，医生编号和姓名是主码，在住院病人情况表中病人编号和姓名是的主码，主治医生的编号是外码，这个外码或者是空值，表示没有主治医生，或者是一个医生编号，这个编号一定是医生名单中的一个，而不能是一个医生名单中没有的编号。

（三）结构化查询语言

结构化查询语言（SQL）功能丰富，语言简捷，备受用户和计算机工业界欢迎，被众多计算机公司和软件公司所采用。经各公司的不断修改、扩充和完善，SQL语言最终发展成为关系数据库的标准语言。

自SQL成为国际标准语言以后，各个数据库厂家纷纷推出各自的SQL软件或与SQL接口的软件，这就使大多数数据库均用SQL作为共同的数据存取语言和标准借口，使不同数据库系统之间的互操作有了共同的基础。SQL成为国际标准，对数据库以外的领域也产生了很大影响，很多软件产品将SQL语言的数据查询功能与图形功能、软件工程工具、软件开发工具、人工智能程序结合起来。SQL已成为数据库领域中一个主流语言。

SQL 是一种结构化查询语言，其功能并不仅仅是查询。SQL 是一个通用的、功能极强的关系数据库语言。SQL 语言集数据查询、数据操纵、数据定义和数据控制功能于一体，实现数据库系统的主要功能，语言风格统一，可以独立完成数据库生命周期中的全部活动，包括定义关系模式、插入数据建立数据库、查询、更新、维护、数据库重构、数据库安全控制等一系列操作要求，为数据库应用系统的开发提供了良好的环境。SQL 语言采用集合操作方式，不仅操作对象、查询结果可以是多条记录的集合，而且一次插入、删除、更新操作的对象也可以是多条记录的集合。

SQL 语言的语法结构提供两种使用方式，自含式和嵌入式。作为自含式语言，它能够独立地用于联机交互的使用方式，用户可以在终端键盘上直接键入 SQL 命令对数据库进行操作；作为嵌入式语言，SQL 语言能够嵌入到高级语言（如 C++、Java、COBOL、FOR-TRAN、PL/1）程序中，供程序员设计程序时使用。而在两种不同的使用方式下，SQL 语言的语法结构基本上是一致的。这种以统一的语法结构提供两种不同的使用方式的做法，提供了极大的灵活性与方便性。

SQL 语言功能极强，但由于设计巧妙，语言十分简洁，易学易用，完成核心功能只用了 9 个动词。实现数据查询功能用 SELECT 语句；实现数据定义功能用 CREATE、DROP、ALTER 语句；实现数据操纵功能用 INSERT、UPDATE、DELETE 语句；实现数据控制功能用 GRANT、REVOKE 语句。复杂的功能可以通过这些基本的语句嵌套，或选择不同的连接词语法来实现。

三、现代医院信息化系统的服务器技术

（一）双机技术

群集技术是近年来兴起的发展高性能计算机的一项技术。它是一组相互独立的计算机，利用高速通信网络组成一个单一的计算机系统，并以单一系统的模式加以管理，其出发点是提供高可靠性、可扩充性和抗灾难性。一个群集包含多台拥有共享数据存储空间的服务器，各服务器通过内部局域网相互通信。当一台服务器发生故障时，它所运行的应用程序将由其他服务器自动接管。在大多数模式下，群集中所有的计算机拥有一个共同的名称，群集内的任一系统上运行的服务都可被所有的网络客户所使用。双机是群集中的一个特殊例子。

对于企业业务而言，保持业务的持续性是进行数据存储需要考虑的一个重要方面。系统故障的出现可能导致业务的停顿，客户的满意度降低，企业的竞争力也会有所降低。因

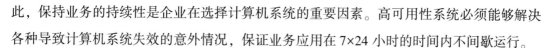

此，保持业务的持续性是企业在选择计算机系统的重要因素。高可用性系统必须能够解决各种导致计算机系统失效的意外情况，保证业务应用在 7×24 小时的时间内不间歇运行。

双机高可用性系统是在某一台主机上特定的作业因主机设备异常而无法继续运作时，在最短的时间内在其他台正常的主机上重新启动该项作业。即使故障的主机无法立即修复，此特定的业务依然可以继续运作。

双机技术的每台服务器装配两片网卡，通过双机容错软件的管理，每台服务器可以在阵列柜上设置自己的卷，系统工作时，HA 软件会通过心跳线（主机服务器工作状态的实时数据）定时侦测两台服务器的工作状态，假设当侦测到服务器 Host 1 当机（不能正常工作），HA 代理监测程序则开始切换服务：将 IP 转移到服务器 Host 2 上，磁盘阵列中的数据库系统由 Host 1 服务器切换到 Host 2 服务器，并恢复所有的服务功能。完成整个切换过程，整个切换过程非常迅速，此时系统又进入初始状态，可以保证系统的持续安全可靠运转。

双机系统具有以下特点：①软硬件结合实现真正意义上的数据与系统分离；②系统切换时间短；③切换过程对应用程序无影响，无须重新启动或登录；④系统效率高。

系统配置为：①两部主机；②两套操作系统；③多通道，高性能的磁盘阵列；④双机容错软件高可用软件；⑤网卡；⑥额外的网卡或 RS-232COM 串行连接口，可用于专用网络。

（二）镜像技术

镜像就是把写在介质（如磁盘或者光盘）上的数据另作一份拷贝，并将其存储在另外一个地方。结果就产生一对有相同数据的介质，可用来做数据的备份容错等等，数据的丢失的可能性就会比仅仅依赖单个介质小得多。其中将光盘上的数据拷贝到硬盘上，来提高读取的速度也是镜像的一种使用方式。镜像可分为光盘镜像与磁盘镜像。

1. 光盘镜像

光盘镜像是指光盘镜像服务器采用硬盘高速缓存技术，将整张光盘的内容存储（镜像）到硬盘中，从而使用户可以如同访问光盘塔或 WWW 网站一样，用硬盘的访问速度来共享服务器中的镜像光盘，并且可以实现多用户对单张光盘的访问，能够提高光盘的利用率。

2. 磁盘镜像

磁盘镜像多用于服务器或者存储器当中，同一份数据拷贝在不同的硬盘当中，当其中一块磁盘损坏或者丢失的时候，可通过另外的一块磁盘来进行恢复，或者来代替当前所损坏或者丢失的磁盘，从而保证了重要数据的安全性，也使得系统能够正常运转下去。

镜像当中相同的两份数据丢失以后镜像也就被打破，需要更换新的磁盘来进行新的镜像，从而达到数据的保护功能。这种磁盘镜像技术被称为 RAID0，在存储设备和服务器当中有着广泛的应用。

(三) 独立磁盘冗余阵列技术

磁盘阵列应用于传统的直接连接存储结构当中，存储设备（通常为磁带机或磁盘阵列）通过线缆直接连到主机服务器上，服务器就会像控制本机那样来控制磁盘阵列。磁盘阵列拥有海量的存储空间，在服务器的存储空间不够，又对访问速度不是很高的时候通常都会采用磁盘阵列柜来增加数据的存储空间。磁盘阵列可以为数据存储提供大容量、高速度、可靠的安全性以及良好的扩展性。支持大型数据库的直接、高速的存取。是所有存储方案的基础。

数据存储应用主要有密集型文件应用和大型数据库应用。面对以上两种数据密集型应用时，磁盘阵列的存储优势就显得非常突出。磁盘阵列具有高速的数据吞吐量，能保证服务器独享传输带宽，及时快速地存取读出数据；具有大容量，能够存储足够的数据文件；具有极其安全的容错机制，使用国际标准安全等级，保障数据进入存储设备后的安全性；具有较好的扩展性，存储设备可以根据业务的发展而扩展，这种大容量的独立存储系统是最基本的也是应用范围最广的存储解决方案。

计算机系统以往只限于向单个磁盘写入信息，这种磁盘通常价格昂贵而又极易发生故障。硬盘一直是计算机系统中最脆弱的环节，因为这些设备是在其他部件完全电子化的系统中唯一的机械部件。磁盘驱动器含有许多高速运行的活动机械零件，问题不是硬盘驱动器是否会发生故障，而是何时发生故障。

独立磁盘冗余阵列（RAID）旨在通过提供一个廉价和冗余的磁盘系统，来彻底改变计算机管理和存取大容量存储器中数据的方式。RAID 将数据写入多个廉价磁盘，而不是写入单个大容量昂贵磁盘。最初 RAID 代表廉价磁盘冗余阵列，但现在已改为独立磁盘冗余阵列。

1. 独立磁盘冗余阵列的基本原理

独立磁盘冗余阵列通过条带化存储和奇偶校验两个措施来实现其冗余和容错的目标。条带化存储意味着可以一次写入一个数据块的方式将文件写入多个磁盘。条带化存储技术将数据分开写入多个驱动器，从而提高数据传输速率并缩短磁盘处理总时间，这种系统非常适用于交易处理，但可靠性却很差，因为系统的可靠性等于最差的单个驱动器的可靠性。

奇偶校验通过在传输后对所有数据进行冗余校验可以确保数据的有效性。利用奇偶校验，当 RAID 系统的一个磁盘发生故障时，其他磁盘能够重建该故障磁盘。在这两种情况下，这些功能对于操作系统都是透明的。由磁盘阵列控制器（DAC）进行条带化存储和奇偶校验控制。

（1）组件。RAID 的主要组件是由 DAC 和 5 个磁盘组成的队列。通常而言，条带化存储数据前，计算机只将文件写入一个磁盘。条带化存储使您能够拆分文件并将不同的片段同时写入多个磁盘。如果您的文件有 5 个数据块，并将它们条带化存储到 5 个磁盘中，每个数据块将同时写入各自的磁盘。如果有 5 个 OLTP 交易，每个小于一个数据块，您就可以同时处理 5 个不同的交易。

大多数 RAID 等级在数据块级进行条带化存储，但 RAID 也可以在位或字节级进行条带化存储。数据块的大小由系统管理员决定，并被称为基带条深度。为了最大限度地提高磁盘阵列子系统的交易能力，数据必须同时写入多个驱动器或同时从多个驱动器读取。为实现这一点，用户数据块被条带化存储在整个驱动器阵列上。一个基带条包括一列扇区（每扇区含 512 个字节），这些扇区位于阵列中每个磁盘上的相同位置。基带条深度（即每一数据块中的扇区数）由子系统软件定义。

基带条深度对性能有直接影响，因为深度太浅就需要系统执行比实际需要更多的 I/O 命令。如果规定深度太大，处理器的多任务能力以及多驱动器所带来的诸多益处可能会被抵销。

在一个理想的交易环境中，来自主机的每个请求都只涉及一个驱动器，这可以实现多个驱动器的多个并发交易。将数据条带化存储到阵列驱动器解决了前面所述的一个系统驱动器超负荷运行而另一个空闲的问题。数据条带化存储避免了使用专用驱动器，并确保数据处理负载在可用的驱动器间平均分配，同时通过同时写入多个数据块而提高了性能。

（2）奇偶校验。人们经常混淆奇偶校验和镜像（或映像）。镜像涉及制作磁盘的拷贝。镜像是将数据同时写入两个驱动器的技术。因为两个驱动器中的任何一个都可以完成同一任务，所以这些系统具有优异的可靠性，并可获得出色的交易处理结果。但代价是必须购买两个驱动器而只得到一个驱动器的容量。镜像的开销为 100%，或是双倍磁盘空间。如果一个磁盘发生故障，镜像磁盘将接替它进行运行。奇偶校验提供与镜像相同的一般保护，但开销较少。如果一个用户具有由 5 个磁盘组成的阵列，其中 4 个用于存储数据而 1 个用于奇偶校验，它的开销仅为 20%，当需要考虑成本时，这是一个较大的优势。

计算机只用 0 和 1 来表示数据，是进行奇偶校验的一种方法。从每个磁盘中取出一位（0 和 1）并相加。如果和为偶数，则奇偶位被置为 0；如果和为奇数，则奇偶位被置为 1。每个磁盘上方的 4 位相加，和为 2。2 为偶数，奇数为 0。每个磁盘下方的 4 位相加，和为 3。3 为奇数，奇偶位就为 1。

（3）开放系统的直连式存储方案的基本结构。DAS 客户端：通过服务器的管理对磁盘阵列进行读取。在整个存储方案的建设中，完全不用考虑。

第一，开放系统的直连式存储服务：完全开放的解决方案，任何提供标准 SCSI 接口的服务器都可建设开放系统的直连式存储解决方案。

第二，开放系统的直连式存储：不需要任何额外的管理软件，仅需操作系统本身自带的管理软件即可。

第三，硬件应用设备：仅需要开放系统的直连式存储设备（磁盘阵列），在基本方案中不需额外附加设备。

（4）开放系统的直连式存储解决方案的特点。磁盘阵列的主要功能是提高数据的可用性及存储容量，将数据选择性地分布在多个磁盘上，从而提高系统的数据吞吐率，是真正的冗余独立存储系统。

第一，高性能。磁盘阵列包含热插拔冗余部件，可为所有控件提供安全冗余备份，消除单点故障隐患。

第二，数据高可用性。磁盘阵列支持 RAID0，1（0+1），3，5，10，30，50，NRAID 和 JBOD 等级。这些 RAID 功能保证了用户数据的高可用性，如硬盘故障自动检测，热备援，自动重建，热插拔，后台在线重建，在线 RAID 扩容等，支持并行 I/O 及命令队列，备份等功能。缓存具有智能的 READ-AHEAD 及 WRITE-BACK 功能。

第三，安全性。冗余控制器磁盘阵列具有 SAFETY 功能。SCA-Ⅱ背板上集成 I2C 芯片和 FAULTBUS，通过 RAID 控制器可以完全控制磁盘阵列，并可通过 SNMP 基于 JAVAGUI 技术的结合实施远程监控。

第四，独立性：磁盘阵列是一个独立完整的子系统，与操作系统无关，与主机类型无关，能支持所有主流操作系统。

第五，冗余性。在任何情况下，用户无须并闭磁盘阵列，所有的部件——控制器，硬盘，风扇及电源均为冗余且可在线热插拔，双控制器采用 Active/Active 冗余双功结构，可同时工作，均衡负载，并相互备援：实时缓存镜像，配合全自动的故障切换及控制器的热插拔。做到最大程度的高可用性。

第六，灵活的可管理性。可通过菜单设定，并对所有部件作集中的监控管理。可通过

RS-232 以仿真终端进行菜单设定和监控。

2. 磁盘阵列技术

磁盘阵列是由一个硬盘控制器来控制多个硬盘的相互连接，使多个硬盘的读写同步，减少错误，增加效率和可靠度的技术。

RAIDLevel0 是数据分割技术的实现，它将所有硬盘构成一个磁盘阵列，可以同时对多个硬盘做读写动作，但是不具备备份及容错能力，它价格便宜，硬盘使用效率最佳，但是可靠度是最差的。

以一个由两个硬盘组成的 RAIDLevel0 磁盘阵列为例，它把数据的第 1 位和第 2 位写入第一个硬盘，第 3 位和第 4 位写入第二个硬盘，并以此类推，所以称为"数据分割"，因为各盘数据的写入动作是同时做的，所以它的存储速度可以比单个硬盘快数倍。

RAIDLevel1 使用的是磁盘映射技术，就是把一个硬盘的内容同步备份复制到另一个硬盘里，所以具备了备份和容错能力，这样做的使用效率不高，但是可靠性高。

RAIDLevel3 采用数据交错存储技术，硬盘在 SCSI 控制卡下同时动作，并将用于奇偶校验的数据储存到特定硬盘机中，它具备了容错能力，硬盘的使用效率是安装几个就减掉一个，它的可靠度较佳。

RAIDLevel5 使用的是硬盘分割技术，与 Level3 的不同之处在于它把奇偶校验数据存放到各个硬盘里，各个硬盘在 SCSI 控制卡的控制下平行动作，有容错能力，与 Level3 一样，它的使用效率也是安装多个再减掉一个。

(四) 磁带与光盘塔技术

与磁盘设备相比，磁带存储设备更多地应用于备份领域当中，这是与其独特的技术特性密不可分的。磁带设备是线性存储产品，不利于高速存取，但其单位存储成本低，容量扩展灵活方便，介质小，易于保存。

近年来，随着网络技术的发展，各单位信息量的丰富，尤其在教育、图书馆、医院等机构，存储显得越发重要。一般而言，用户习惯以光盘作为存储载体，它成本低，容量大，携带方便。但是在局域网络中，当多用户访问服务器中的光盘时，就会给服务器带来较大压力。由此，网络直接存储产品如光盘塔应运而生。它可直接接入 Hub，而无须借助文件服务器。应用 NAS 产品投入费用少，信息利用效率高；易于管理，无须专业技术人员来进行复杂的配置；所有信息在线，可扩展，能够连接多个光盘塔；这类产品基于瘦服务器技术，可完全独立于文件服务器，如果文件服务器停机，光盘塔依旧能够继续运行。目前光盘塔产品可分以下方面：

1. 小型计算机系统接口光盘库

小型计算机系统接口光盘库（SCSI）常称为第一代光盘库，结构为8、16、28、64光驱阵列库，体积庞大，光盘库必须通过 SCSI 总线连接服务器，用户访问光盘必须经过服务器。因此，对服务器要求较高，自身不支持并发用户同时访问，光驱速度慢，且易损坏。除极特殊的场合应用外，该系列产品属淘汰产品。

2. 网络光盘库

网络光盘库为第二代光盘库，结构类似于8、16、28、64光驱阵列库，体积庞大，但内置了微处理器和软件，直接连接以太网和令牌网，所以无须服务器支持即可独立运行。但仍不支持并发用户同时访问，传输速度慢且光驱易损坏，该系列产品也逐渐被淘汰。

3. 光盘柜

光盘柜是非常特殊的一类光盘集中存放设备，体积庞大、价格昂贵。其特点是配置1~36个光驱，内部光盘存放数量极大，最多的可存放数千张光盘，光盘的装载和换片采用精密机械臂完成。因而装载和换片速度极慢，传输速率慢且不支持多用户并发访问。一般都不宜选用。

4. 网络镜像光盘塔

网络镜像光盘塔属于第三代产品，也是市场上的主流产品，可直接连接 FDDI、ATM、以太网和令牌网，支持各种网络协议。为改一、二代产品的存储择量小，且不支持多用户等缺点，设计人员基于 NAS 技术发展出硬盘镜像光盘塔和光盘服务器，采用大容量IDE/SCSI高速硬盘或磁盘阵列镜像光盘数据技术，内置 CPU 和专用操作系统，一举解决上述问题。因各厂家采用的硬件和软件技术不同，产品性能和质量参差不齐。

第三节　现代医院信息化系统的建设

一、现代医院信息化系统建设的规划

现代医院信息化系统建设的总体规划是战略性的，它的时效性较长，可以为15~20年或者更长。总体规划对医院信息系统的发展起着重要的指导作用，在信息化工程实施之初，一定要花时间和精力做一个与医院发展战略规划相协调的信息系统发展总体规划。"建立标准化的信息管理平台，统一管理患者电子病历和电子健康档案，并及时进行数据

更新和系统维护，实现信息互通共享，解决信息孤岛问题"①。另外，总体规划不是一劳永逸的，它应是个动态计划，即应根据医院的内外部环境随时对规划进行修订。

（一）制定总体规划的原则

1. 全局性原则

医院的信息系统关系医院运营的方方面面，它们共同构成一个有机的整体。因此在做总体规划时，应考虑各方面对信息系统的需要，纵览全局，不要忽略某一部门或某一方面。

2. 系统性原则

总体规划应正确划分应用系统，确定各应用系统之间的界限和相互联系。由于信息系统的各应用分系统是分阶段实施的，还应注意它们之间的衔接关系。因此，信息系统的总体规划应采用系统工程的原理与方法。

3. 开放性原则

对于一个开放性好的系统，在增加或减少某一分系统时，整个系统的运行不应受到太大的影响，可重新组成一个系统而正常运行。各个分系统本身也应是自治的，即能脱离整体而单独运行。

4. 集成化原则

信息系统的核心是保证信息的畅通，实现信息的共享。因此，在做总体规划时，应将信息集成问题放在重要的位置，借助于数据总体规划以及网络和数据库系统的建设来实现信息集成。

5. 保护性原则

多数医院在做信息系统的总体规划前已有多年计算机应用的实践，已经拥有一批硬、软件资源。在做总体规划时，应采取措施将现有资源集成到新系统中去。

6. 多元性原则

系统总体规划应本着"保证应用性、兼顾性、先进性"的原则，因为实用性是医院实施信息化工程的出发点和归宿。先进性不是指一、两项具体技术指标的先进性，应追求整体水平的先进性。先进性主要体现在较高的系统可靠性、良好的经济效益性、系统的柔韧

---

① 　姚银銮，熊季霞，周亮亮，等."互联网+健康"背景下区域医联体信息化建设探析［J］. 中国医院，2019，23（2）：6.

性和开放性，其中开放性是保证系统不断处于先进水平的必要条件。

7. 目标一致性原则

在做总体规划时，应始终考虑到为医院的中期与长期发展战略服务，使两部分充分协调起来。

8. 适度性原则

总体规划应是粗线条的，不要将诸如软硬件选型等细节反映在总体规划中。事实上，当前软硬件的发展速度较快，总体规划中所确定的软硬件选型在短期内就可能过时。

（二）制定总体规划的步骤

1. 组建总体规划小组

在制定规划之初，应聘请医院内外专家共同组成总体规划小组，组长应由医院的第一把手担任，副组长可由院外专家和医院的信息主管担任，成员应包括医院各主要部门的负责人和院外专家。总体规划小组建立后，还应由专家对所有成员进行有关总体规划知识的培训，使大家都明白总体规划的重要意义，掌握总体规划的基本理论与方法。

2. 系统调研工作

培训工作结束后，就可以进行系统调研工作，了解医院的内外部环境和发展规划，这是做好总体规划的前提。系统调研的时间应视医院大小而定，对于一个中型医院，系统调研的时间应在 1 个月时间以上。

调研工作在整个规划期间应反复进行多次。系统调研前应首先阅读医院的介绍等方面的资料，然后列出调研计划，调研结束后撰写调研报告，并交给有关部门去确认。调研工作结束后，应对调研结果进行分析，为系统总体规划提供依据。系统调研的目的是为了厘清医院的现状，在调研时要注意收集各种资料。在系统调研和总体规划的基础上，就可以开始进行系统的总体规划，最后对总体规划进行评审。常用的调研方法有五种，这五种方法可以交叉使用，主要包含以下方面：

（1）集中介绍情况，由医院或部门的领导集中地对医院的整体情况进行介绍，在介绍过程中可以穿插提问，这是调研初期常用的方法。但要预先拟发调研提纲。

（2）实地考察，到工作现场实地考察工作过程，对尽快了解医院的工作流程很有好处。

（3）面对面交谈，将调研提纲预先发给需要调研的部门，请他们提前准备，然后采取介绍情况和提问相结合的办法了解需要的情况。面对面交谈时要注意科学引导。

（4）阅读资料，对收集到的各种资料进行研读是获取数据的主要途径之一。

（5）问卷调查，问卷调查也是系统调研常用的方法。采用这种方法时，需要预先将要调查的内容设计成表格的形式或选择问卷的方式，用户不需要写过多的东西，只需要在选择上做标记即可。

3. 撰写调研报告

调研报告是调研结果的书面表达，其主要目的是为后续的系统分析和系统规划提供参考。因此，调研报告也是系统总体规划的重要组成部分。调研报告应全面反映系统调研的结果，并具有一定的条理性，应采用适当的描述工具。调研报告包括的内容为：调研目的和过程描述、医院概况描述、医院物流描述、医院及各部门的信息流描述、各职能部门的业务范围及业务流程描述、计算机资源及应用情况描述、现行系统的特点及存在的问题、医院实施信息化工程的约束等，主要包含以下方面：

（1）组织机构描述：组织机构描述采用的通常是树形组织机构图。

（2）物流和信息流情况描述：物流情况和信息流情况的描述常采用一般流程图的方式，即用方框代表部门或业务处理过程，用箭头表示物流或信息的流动情况，可以看出医院物流和信息的总体流动情况和分布。

（3）业务情况和输入输出描述：业务处理情况和输入输出描述常采用软件开发流程图、网络组织计划图等，这些图可以一目了然地将信息来源、信息类型、处理业务内容、输出信息和输入信息等十分清楚地表达出来。

4. 系统分析总体规划

总体规划中的系统分析与一般信息系统项目开发中系统分析的目的并不一样，一般信息系统项目开发中系统分析的目的是找出现行系统存在的问题，确定瓶颈环节，研究项目的必要性问题。总体规划中系统分析的目的不是研究信息化工程的必要性。因为在信息化社会，医院实施信息化工程总是必要的，系统分析的目的是为了对现行系统有更清晰、更全面的了解，为总体规划提供依据。系统分析分为现行系统分析和对未来系统的分析两种。对现行系统分析的依据是调研报告，通过调研报告中对各方面情况的描述，利用各种工具分析现行系统在管理模式、业务处理过程、信息流动情况等方面存在的问题，为设计未来的信息系统奠定基础。

5. 制定系统的总体规划

系统总体规划包括确定系统的总体目标，建立系统的信息流程，建立系统的功能和总体结构，进行数据的总体规划，确定系统的内外部接口，进行信息标准化建设，确定系统中各分系统的基本内容和实施的先后顺序，建立信息系统实施的组织机构，根据各分系统的功能粗略估算系统的投资，以及资金规划，提出对管理机制改革的要求等。

（三）总体规划的主要内容

1. 确定总体目标

信息系统的总目标应与医院的战略发展规划相一致，要体现信息系统为实现医院整体战略目标服务的精神。

2. 构建最优业务流程

分析业务流程、建立信息流图、提出管理体制的改革要求，对医院的业务流程进行全面分析，按照医院重组理论确定最优业务流程，这个业务流程在一定时期内应是比较稳定的。在得到最优业务流程的基础上，分析信息关系，建立业务流程的信息流图。信息流图反映了业务流程中信息的产生者、使用者、存储位置、流向等，为设计信息系统提供基本依据。最后根据确定的最优业务流程和建立的信息流图，提出对整个医院管理进行改革的要求。换而言之，医院的管理体制一定要符合信息系统的运行规律，后者才能更好地发挥效益。

3. 确定总体结构及功能

根据业务流程和信息流图，结合信息系统的总目标，确定信息系统的总功能，建立信息系统的总体结构。总体结构应充分体现总功能和总目标的要求，应明确各分系统的划分和它们之间的相互关系。总体结构应是粗线条的，应充分体现系统性、整体性、全面性、集成性和开放性的原则。

4. 进行总体规划

对医院的所有数据进行整体分析，建立具有指导意义的主题数据库模型，结合数据流图研究数据的分布，进而确定数据的流向，初步建立第二层次的主题数据库模型，这一步工作也不应过细，只要起到指导作用即可。

5. 确定信息系统的接口

信息系统的内部信息接口确定了系统内部信息交换的内容和格式，信息系统的外部接口规定了与医院外部信息交换的标准格式。在确定系统的内外部接口时，要注意采用具有发展前途的信息交换协议和标准，如 STEP、TCP/IP、SET 等。

6. 明确各分系统的内容

根据各分系统的功能，确定各分系统的基本内容，包括各分系统的基本结构，分系统中各子系统的功能要求、信息输入/输出关系等。

7. 制定医院信息系统的标准化体系

对数据和信息进行分析，确定标准化系统的体系结构，并对主要的信息进行代码设计。信息系统标准化的原则是：首先采用国际和国家标准，其次是行业标准，只有当国际标准、国家标准和行业标准不能满足使用要求时，才自行编制标准，但自编标准应与国标和行标保持一致，以便于对外的信息交换。

8. 确立实施计划

根据重要性和紧迫性、投资规模和投资回收期的粗估，以及实施的难易程度确定信息系统中各子系统实施的顺序和时间周期。

9. 组织结构设立

医院信息系统的实施和运行的总领导应是医院的第一把手，他可以委托医院信息主管（副院长级）具体进行管理。组织机构设立应体现精简和高效率的原则，能以最高的效率确保信息系统的正常运行，并不断地扩大实施规模和深度。在组织机构中，应明确每个主要领导的责任和义务。

10. 估算系统建设的总投资

理论上，医院信息系统的建设是个永无休止的过程，所以其投资的估算是发散的。因此，一般只估计某一段时间内的系统投资（这段时间应与医院发展战略规划相一致）。由于信息系统的总体规划是粗线条的，没有细化到硬软件的选型。总投资也只能是粗糙的，只要能为医院的总体资金规划提供一个参考即可。

11. 信息系统所需资金的简要规划

为了保证信息系统所需资金按计划不断投入，应做一个比较粗略的资金规划，确定资金的来源和数量。该规划应保证即使医院遇到财政困难时，也能按照计划向信息系统投入所需资金。

12. 评审总体规划

由于信息系统的总体规划关系到医院信息系统的健康发展，与此同时，对医院发展战略目标的实现也有一定影响。因此，在总体规划完成后，应组织专家进行评审。评审时，应至少提前2周时间将总体规划送到评审专家手中，使专家有足够的时间研读总体规划，并写出书面意见。评审专家不应是与规划组成员熟悉的人，以免因照顾情面而影响评审质量。在评审结束后应根据专家们的意见对总体规划进行修改定稿。在预定的期限内，医院信息系统的建设应与总体规划保持一致，但不排除根据变化了的环境因素动态地修改总体规划。

二、现代医院信息化系统建设的组织

建立现代医院信息化系统是一项庞大的系统工程，它涉及各层次管理人员、多业务范围、多学科领域，必须严密组织、科学管理和精心操作。严密组织是医院信息系统顺利实施并取得成功的保证。组织工作包括领导与组织实施两个方面。现代医院信息化系统建设中的组织工作，主要是对医院信息系统建设全过程中进行合理的组织，对职责任务、工作计划、实施方案、人员分工等都作出明确的规定，并随时进行必要的调整。

（一）现代医院信息化系统建设的组织领导

实施医院信息系统是一项重要任务，必须加强领导工作，其中最重要的是坚持"一把手"原则。就是要求主要院领导和机关领导、对系统建设、应用工作的组织协调给予高度重视，亲自参与；主管院领导不仅从形式上担任医院信息系统建设领导小组组长，而且要真正从思想上和行动上成为医院信息化建设的组织者、领导者和指挥者。要根据系统实施的总体目标，将不同部门的人员组织起来，按照既定的规划和实施计划，有条不紊地进行工作。

现代医院信息化系统的组织工作应遵循组织管理原则，实行责权一致、统一指挥、分工协作，这是有序、高效运行的组织保证。信息技术和通信技术的飞速发展，使阻滞医院信息系统发展的种种技术难题都能得到合理的解决，而真正困扰医院信息系统建设的难题往往不是技术性问题，而是管理、意识、行为等方面的问题。因此，关注和解决医院信息系统建设中的管理、意识、行为等非技术性问题非常重要。

现代医院信息化系统是由相互作用和相互依赖的若干不同层次的子系统组合而成的、具有特定功能的有机整体。创造一个好的软、硬件条件是应用医院信息系统的重要保证。要想顺利有序、快速高效地建立医院信息系统，涉及网络建设、软硬件建设、规划计划、人员培训等一系列工作。更重要的是涉及医院体制、结构、管理模式和运行机制等方面的优化调整和重组。而且各项工作都要符合规范，以标准和制度为依据，从而保障医院信息系统有条不紊地进行。因此，应根据医院规模和系统建设规划，建立相应的领导机构，如医院信息系统建设领导小组和相应的保障小组，按照规划和设计总体方案，精心策划，严密组织，严格管理保证完成各个阶段的任务。

1. 领导小组成员与职责

现代医院信息化系统建设领导小组组长一般由院长或主管业务的副院长担任，成员包括：医务部（处）主任及主管医疗的助理员、护理部主任及主管护理的助理员、信息科主任、经管科主任、药剂科主任、计算机室负责人等。领导小组的职责是对医院计算机网络系统建设和应用进行总体规划，审查和制订系统应用中有关的业务功能、技术规范、工作流程、性能指标和工作制度，负责协调解决医院信息系统建设中的重大问题；审核、部署系统建设和应用中的重要活动，如阶段计划、网络管理、系统配置、人员培训等。医务部（处）主管领导负责医疗工作流程优化重组、医疗数据质量管理等。信息科主任负责日常工作的组织协调和管理。计算机室负责人是技术应用的领导者和指挥者，应根据应用规模安排好系统配置、系统调试、系统维护、安全管理、人员培训等工作。"医院信息管理系统的应用是一个过程，在这一过程中需要医院管理层加强对信息管理系统应用的重视，由医院的领导管理层确定应用该系统的一些事项，使操作人员能够在具体的工作中具有支持和动力"①。

2. 工程保障小组成员与职责

根据系统建设阶段性任务的需要，建立若干保障小组。保障小组包括：工程技术组、行政协调组、技术维护组、模拟运行组等。各组责任到位，密切配合。各组的成员和主要任务是：

（1）工程技术组组长一般由计算机室负责人担任，成员主要是计算机工程技术人员，还可临时聘请既熟悉计算机技术，又熟悉医疗专业的科室人员。工程技术组全面负责信息系统工程建设技术方面的实施工作，负责医院信息系统安装调试、技术维护等工作。

（2）技术保障组组长由计算机工程技术人员兼任，成员有药品管理人员、卫生经济管理人员、卫生统计人员、医疗护理管理人员。主要负责相关数据库字典的建立和维护，协助工程技术组做好基础工作或其他日常工作。

（3）模拟运行组组长由计算机工程技术人员兼任，或由机关职能部门人员担任。本组主要任务：一方面，负责相关子系统应用软件的试运行，校验应用软件之间的对应关系，找出运行中存在的问题，与工程技术组共同协商解决办法或上报；另一方面，筹划和安排人员培训中的应用示范。

（4）行政协调组由医院领导、部门领导、机关干部、信息科有关人员组成，全面负责医院信息系统建设中的行政管理、组织协调、实施运作等非技术性问题。尤其在工程建设

---

① 钟雪青. 医院信息管理系统在医院管理中的应用与思考 [J]. 中国管理信息化, 2015, 18 (3)：88.

初期，要对原有的管理模式、工作流程做较大的改动，这涉及各部门的人员调整、工作量调整等一系列问题。协调科室之间、专业之间、上下之间、个人之间的关系需要花费大量的精力，因此，行政协调组就要行使最高组织权力，充分做好协调工作。

（5）宣教文秘组成员由政治处和信息科有关人员组成，负责宣传教育工作，收集、整理有关会议记录、技术资料文档、重大活动纪实性图片、录像，草拟相关规划计划、规章制度等。

（6）质量监控组应由主持医疗工作的院领导任组长，成员有医务处、统计室、卫生经济管理科、药剂科等单位的负责人。本组负责医院信息系统网络的各类数据、信息质量、检查收费管理、药品管理等执行情况，利用网络监控各种问题，并立即通知当事人予以纠正。特别是在医院信息系统运行期间，质量监控必须强而有力，要制定约束用户使用医院信息系统的规则，并严格检查落实情况，确保医院医疗工作和经济活动处于标准化、规范化管理之中。

（二）现代医院信息化系统建设的组织工作

在现代医院信息化系统建立过程中存在大量的组织、协调工作，这些工作甚至比技术工作更重要。从医院信息系统本身的特点而言，特别是在手工方式向计算机系统转换的过程中，必须要有医院领导和机关进行组织协调，才能使医院信息系统顺利启动应用。在医院信息系统实施中，如何把各部门、科室、专业组合成最优协调的综合整体，是组织工作的主要任务。在现代医院信息化系统使用过程中，要监督和协调各个部门信息录入的时间和质量。在网络环境下，各个部门信息的协调性是信息质量非常重要的保证。所以在组织实施中应注重理清思路，把复杂的流程分解为简单的操作，从杂乱的工作中理出头绪来，进行层层分解。在最基础的具体工作项目上下功夫，使组织机构、人员配备、岗位职责、计划协调、培训教学、物资保障等各个方面的工作有组织、有计划地进行。例如，在病房做入出转处理前，住院处必须完成病人入出转信息的处理，要求住院处必须保质保量、按时完成病人入出转信息的处理，否则后续工作将无法进行。在医院信息系统中的每一个子系统使用前，管理部门都要充分动员，组织试点，严密部署应用步骤，适时制定相应的管理制度与规范，把应用工作的每一个步骤都落到实处。

在组织实施过程中，要认真研究工作任务的划分，权衡归类，确定各阶段管理幅度和划分各小组管理关系。与此同时，要把握好计划与目标、人员组成、工作任务和相互协调。换言之，医院信息系统领导小组首先要将实施过程进行周密的计划，确定各阶段要达到的基本目标，界定有关的基本工作内容，并把它们逐步进行分解，重新组合成若干单

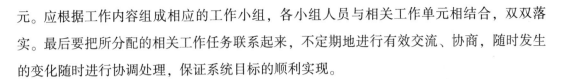

元。应根据工作内容组成相应的工作小组，各小组人员与相关工作单元相结合，双双落实。最后要把所分配的相关工作任务联系起来，不定期地进行有效交流、协商，随时发生的变化随时进行协调处理，保证系统目标的顺利实现。

1. 把握工程建设组织协调工作

医院信息系统建设中的各个环节是一个有机的整体，在组织结构体系上要反映信息系统建设的内在联系，形成统一的管理系统。各个部门、科室必须在医院信息管理系统的统一部署下，按照各自的实际情况进行结构调整，使全院信息系统建设、应用与管理工作相互衔接配合。

医院信息系统建设中的组织协调工作主要分为以下方面：

（1）预先性的组织协调。在医院信息系统建设工程计划实施前，应事先拟订工程实施中可能出现问题的处理方案。要根据工程建设的计划、目标和任务，选择和配备有关人员、设备和技术，落实工程经费。

（2）过程性的组织协调。在工程实施过程中，组织协调的主要内容有：根据工程实施情况进行定期和不定期的检查、指导、现场办公，积极、主动地处理和解决发现的各种问题。

（3）反馈性的组织协调。根据已经发生的情况来协调控制未来的实施过程，包括各项实施活动的结果分析、人员情况分析、计划完成情况分析、设备使用状况分析和经费开支分析等，进行及时的协调反馈。

（4）总体性的组织协调。根据医院信息系统建设目标，协调控制任务安排、医院体制、资源配备和经费投入等方面的关系。

2. 把握组织实施的重要环节

（1）精心部署协调，严密组织管理。医院各级领导要积极利用各种场合和机会，不失时机地大力宣传医院信息系统建设的意义，把工程建设成绩作为衡量各级领导干部和各类人员业绩的重要标志。医院领导必须主动参与协调各部门的关系，采取一切行之有效的办法，营造出一种人人关心工程建设、个个能够献计献策的良好氛围。

在建设初期，各种问题千头万绪，涉及观念、认识、管理、协调等一系列非技术性问题，更需要强有力的组织领导、广泛动员、严密组织、精心部署和合理协调。例如，在手工操作转换到计算机系统应用的初期，部分人员不能适应新的工作环境和要求。又如，系统的应用新增了一些工作内容，同时为提高工作效率，取消了一些不适应系统运行的环节或岗位等。这些都会导致其工作方式、任务与原来习惯有较大改变，涉及部分人员或单位的工作量和利益的重新分配。因此，必须充分估计各个环节可能发生的问题，制定组织保障措施，全力保障工程建设安全顺畅地实施。

（2）循序渐进上网，稳步实施应用在实施步骤方面，要依据应用系统设计功能和要求，在医院总体规划的指导下，结合管理、人员、经费、技术、培训及其他条件，采取"四先四后"的方法进行，即先重点后一般、先门诊后临床、先模拟后推广、先培训后上网，分期分批、循序渐进，做到应用软件成熟一个上网运行一个。

在设备的选型配置方面，要遵照医院信息系统设备选型的要求，结合医院的财力状况和对设备的认识程度，采取先论证后谈判、先试用后定型的原则，选定质优价廉的硬件设备，解决好网络设备、计算机型号、技术性能指标、工程建设投资等四个方面的问题，确保工程建设质量和投资效益。

在人员培训方面，要根据系统运行计划和力求实用的指导思想，做好人员培训，采取先集中后分散、先典型后普及、先理论后实践、先基础后应用的方式，保证培训质量。

（3）组织精兵强将，做好内外专业结合。医院信息系统建设，需要计算机专业技术人才与懂管理、懂医学专业的人才密切配合。实践经验说明，仅依靠计算机专业技术人员不可能完美地完成子系统软件的设计与应用。在现代医院信息化系统建设过程中，要从业务管理机关及科室中选调责任心强、具有较高专业水平和计算机知识的精兵强将，参与技术保障组的工作，协助计算机工程技术人员完成基础数据准备、定义字典、人员培训等工作。这部分人员熟悉系统建设过程，又掌握了数据库知识和网络技术，基本系统完成后又回到原来的工作岗位，成为系统应用的行家里手，起到小教员和应用骨干的作用。

（4）处理好计划与控制、规范与习惯、责任与权力的关系。计划与控制，是工程建设对医院而言是一件前所未有的大事，不确定因素较多，风险较大，必须进行周密计划和严格控制，将工程各个阶段的时间、经费、进度、协作单位、设备配置、影响因素等列入计划，实行动态跟踪监控，随时掌握情况。规范与习惯，指不断强化新规范，克服旧习惯。由于医院内部的工作千差万别，数据品种繁多，执行操作难以统一。原来不规范、不统一的地方都需要调整到系统应用的基础上，强化标准化、规范化意识，遏止不规范的行为和习气。责任与权力，就是不能只注重建立合理、精干的组织机构形式，而应根据各小组的分工、特点和任务，赋予各小组相应的职责和权力。既有利于发挥各小组成员专业特长和工作能力，又能保持协调一致。

三、现代医院信息化系统建设的策略

第一，坚持"总体规划，分步实施"的原则。信息化工程的目的是为医院的中长期发展战略的实现提供强有力的管理手段和信息技术支持。因此，必须将信息系统建设规划与医院的中长期发展战略密切结合起来。在医院实施信息化工程之初，就应组织强大的系统规划，聘请医院内外专家，特别是擅长于系统分析和规划的专家，对医院的信息系统做一个与医院中长期发展战略相一致的总体规划，然后根据该规划的内容，分期启动相关项目，这种策略称为"总体规划、分步实施"，有时也称为"自顶向下的设计，自底向上的实施"。

在做总体规划时，应注意整体性、系统性、长期性、开放性和集成性，应尽量避免异构系统的集成，应注意各个项目之间的相互衔接。另外，总体规划应该是滚动式的，应随时根据内外部环境的变化，对总体规划进行修订。

第二，认真做好需求分析。需求分析是任何工程项目都应做的基础性工作。需求分析的目的是明确医院管理和医疗护理工作以及其他各项工作的需求，即医院怎样上好该工程。只有当该工程所要解决的问题确实是医院经营和管理的瓶颈环节，实施后确实能为医院创造较大的经济效益、社会效益和管理效益，该工程的实施才是必要的。需求分析的难度极大，对医院的方方面面都要有比较清楚的了解，才能找到医院的真正需求。有许多医院在投资之前只简单对现行系统进行一下调研，想当然地确定了需求，盲目地上马，不仅造成巨大的经济损失，而且还造成巨大的人力、物力的浪费。

需求分析应坚持实事求是，全面细致地思考、分析，既要考虑到医院的内部环境，也应考虑到外部环境，同时还应注意需求的时效性和发展性。需求分析应遵循一定的科学方法。

第三，营造人人参与工程建设的氛围。医院信息系统工程需要培养一大批既懂医学专业技术，又懂医院管理，还具有计算机知识的复合型人才。若缺少人才，整个系统就像浮在水面上一样，一旦技术专家撤离，系统运行中出现问题时就只有等待。因此，在系统建设之初，就应使各类人员积极参与系统工程建设过程，这种方法具有以下好处：①各类人员参与工程建设过程，各科室的技术骨干与计算机工程技术人员共同工作，可以将各科室的需求更好地转达给计算机工程技术人员。②通过科室骨干与计算机工程技术人员的共同工作，有助于将各科骨干培养成复合型人才。在系统运行过程中出现一些小问题时，就可由这些人去解决，平常进行系统维护也不必完全依赖计算机工程技术人员。他们还可以承担系统运行以后的人员培训任务。③技术骨干参与系统建设过程，会对整个医院信息系统产生"亲切感"，乐于应用系统软件，并想方设法地去用好它。

第四，重视硬件与软件的售后服务信息系统的硬软件不同于一般的产品，它对售后服务的要求很高，如果缺乏应有的售后服务支持，系统就很难真正发挥作用。在一般的信息系统中，硬软件的投资比例大约是1:1，有些软件的投资还会更高些，而服务费可能占软件费的15%左右。计算机软件这样的特殊商品，售后服务的要求是很高的，所以一般厂商并未将其计入成本，而是给客户提供选择的自由。如果购买了服务，在合同条款范围内，用户可得到尽可能周到的技术服务，提高系统应用的成功率。售后服务的一个重要内容是销售商的技术专家指导用户实施系统，直至系统能够正常运行，用户基本上掌握应用技术为止。现代医院信息化系统属大型应用软件系统，售后服务显得特别重要。

第五，将系统建设与医院管理改革结合起来。现代医院信息化系统建设并不是追求单一的计算机化，为了充分发挥信息系统的作用，必须将信息系统的建设和规划与医院管理机制的改革密切结合起来，使两者相互促进、相互支持。只有得到信息系统的有力支持，医院现代管理模式的改革才能成功；只有对管理模式进行相应的改革，信息系统才能充分发挥其应有的作用。

第六，工程建设宜早不宜迟。实施信息化工程实质上是一种风险投资，只要看准方向，就应积极投入，敢于争先，才能创造出领先于人的机遇和效益。

第七，注重标准化工作。标准化工作是医院信息系统建设中重要工作。通过贯彻落实标准化工作，能使有些工作由繁变简，从杂乱走向统一；减少重复，节省人力、物力和财力，提高工效，确保质量和通用性，实现资源共享，等等。医院信息系统是一个十分庞大的系统，各个分系统的实施时间先后不一。为了充分发挥信息系统的整体效益，必须实现各个系统之间的信息交换，以实现信息的共享。由于不同的系统采用不同的硬软件，所使用的数据格式也各不相同，给信息的共享造成极大的困难。为了解决这个问题就必须抓好医院的信息标准化工作和其他业务的标准化、规范化工作，包括信息编码、报表、单据的规范化和标准化。与此同时，还应注意文档资料的标准化、工作规范的标准化以及各种名词术语的标准化等。信息系统的标准化工作难度极大，主要体现在必须做复杂细致的分析、归类和编码工作，稍有差错就会影响系统的实施效果。医院领导和机关部门应对信息编码工作和其他标准化工作非常重视，要成立标准化工作领导小组，下发各种文件，强调必须采取统一的信息编码，否则就要追究有关部门领导的责任。毋庸置疑，医院信息系统应用的标准化问题是关系到今后信息化发展的首要问题。

第八，硬软件选型时应遵循的方法。系统的硬软件选型是非常重要的，它对应用性能和系统的总投资影响很大。在选型时一要遵循科学的方法；二不要拖泥带水，只要需求分析结果证明了其必要性和紧迫性，就应该尽快确定下来，以免贻误时机。

第九，注重战略效益。医院的信息化建设是关系到医院长远发展的大计，虽然强调"效益驱动"，但它更注重的是战略意义上的效益。信息系统不像其他的工程项目，它很难在短期内收到较大的经济效益，它的效益更多的是长期的，对医院的影响是战略性的。

第十，注重社会环境的改善。医院信息化建设并不完全是医院自身的事，它与整个社会的环境有密切关系。如果没有一个良好的社会环境做支撑，医院信息化的实施效果就会降低。因此，医院领导应利用一切机会，充分展示本医院在信息化建设方面的样板和示范，有责任和义务在各种场合推动所在地区的信息化建设和信息服务及相关配套设施的发展。

第十一，做好可行性分析。可行性分析的目的是研究项目在技术方面、经济效益方面和社会效益方面是否可行。在作出投资决策之前，一定要做好可行性分析。可行性分析中的技术方案是系统实施的主要依据，所以应尽量完整和详细。在做可行性分析时，还应进行风险分析，只有当实施项目的风险低于某一个值时（如70%），项目才应开始实施。一旦开始实施，就应想方设法保证投资的连续性，抓好项目管理。

第十二，制定适合医院实际的实施方案。实施方案中除要有医院信息系统建设的总体目标以外，还应包括应用范围和目标的确定、医院网络的建设、计算机设备的选型、应用推动步骤、信息系统保障方案等，使之形成便于实施的目标管理体系。总体目标的制定，应遵循以下原则：①关键性原则，必须突出关系整个系统实施、运行成败的全局性、关键性问题，如网络工程建设、设备设施配置、实施方法和步骤等。②可行性原则，总体目标必须先进合理，既要考虑当前需要，也要考虑今后扩展；既要符合医院管理的要求，又要注重科室应用的需要等，不可偏废。③一致性原则，总体目标要与阶段性目标协同一致，形成系统，不可相互矛盾，偏离主线。④灵活性原则，要能适应主客观条件的变化，便于调整和修改。

第十三，制定实施计划，形成有层次的计划体系。医院信息系统的实施是一个艰巨而复杂的过程，建设周期长。无论是网络建设，还是系统运行，每个环节必须充分论证，全面分析，统筹兼顾，合理规划。由于建设周期较长，计算机更新换代快，往往哪一个环节计划不周，都会造成设备闲置，工程进展缓慢，应用系统运行不畅，甚至停滞不前。因此，要立足于医院信息系统功能要求，紧密结合医院实际情况，实事求是地制定好实施规划、保障措施、具体步骤，在总体规划指导下，逐个子系统、逐个部门依次完善。

四、现代医院信息化系统建设的步骤

医院信息系统的建设与应用，一般要经过基础准备、模拟运行、分步上网、全面铺开、单轨运行和正式运行等阶段。每个阶段中要进行的工作，可同步进行或交替穿插进行，必须灵活掌握，妥善安排。

（一）基础准备

基础准备阶段一般从筹备建网开始，到系统软件准备上网试运行为止，这个阶段任务多、项目杂，需要认真地、细致地做好各方面的准备。要根据系统的规模、处理功能的繁简程度和管理层次，重点做好以下方面的准备：

1. 领导的思想准备

医院信息系统建设要经历长期、复杂和艰难的过程，它又是一项技术含量很高的工程，而且有许多矛盾和不确定因素，实施中会遇到很多难以预料的困难和问题，要对这些问题进行判断和决策。医院领导在决策前对此要有充分的考虑，对这项工程的重要性，艰巨性要有充分的思想准备。如对实施中出现的阻力和困难如何解决，对计算机网络管理模式下的工作流程与传统作业方式发生冲突时如何协调理顺，资金、工程技术人员缺乏等，都要考虑周全，对不确定性因素可能产生的影响做到心中有数。一旦开始建立医院信息系统，就意味着工程将面临层出不穷的问题和矛盾，许多全局性的问题需要领导决定，需要借助行政手段，需要领导付出极大的精力，需要领导自身积极参与。信息系统的运行必然会导致工作方式发生较大的改变，大多数医生和护士可能暂时增加工作负担。领导要有足够的估计和充分的准备。

2. 系统建设的组织准备

无论从"行为科学"的观点、医院信息系统的形成背景，还是从建立医院信息系统的实践体会而言，掌握一套专门的技术方法固然是建立医院信息系统必不可少的基础，但合理进行内部的机制调整，明确组织管理的程序和模式更为重要。

3. 工程技术准备

领导和工程技术人员必须摸清工程建设底数，搞准系统应用范围，制定切实可行的实施方案。要重点掌握网络布线、网络设备、软件功能、应用范围等情况，并进行反复梳理、充分论证。此外，医院信息系统的运行，要求医院各类人员必须熟练地掌握计算机操作，因而要注重全员素质的提高，有计划地组织医院人员分期分批进行计算机基础知识、操作技能和系统应用的培训。

4. 资金与物质准备

整个医院信息系统的建立需要较大的资金投入，尤其在初期要进行网络工程建设，购买网络交换设备、计算机设备等基础设施。医院信息系统的建设周期较长，在后续的完善和维护中还要继续投入一定数量的资金，如果没有后续资金的保障，前期的投资效果就不

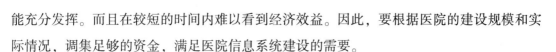

能充分发挥。而且在较短的时间内难以看到经济效益。因此，要根据医院的建设规模和实际情况，调集足够的资金，满足医院信息系统建设的需要。

5. 全面基础准备

（1）成立工程领导小组及相应保障小组。现代医院信息化系统的建设对于提高医疗服务质量和管理效率至关重要，为了确保项目的成功，需要成立工程领导小组来协调项目管理和推动进展，并设立相应的保障小组来应对可能的风险和问题，这两个小组的合作可以确保信息化系统的顺利建设和运行，从而使医院能够更好地满足患者的需求，并提供高质量的医疗服务。

成立工程领导小组的必要性在于：①提高项目管理效率，医院信息化系统建设通常涉及多个部门和复杂的技术，需要协调各方的资源和工作计划，成立一个专门的工程领导小组可以提高项目管理的效率，确保项目按时按质完成；②确保项目目标的实现，信息化系统的建设通常有明确的项目目标，如提高患者满意度、降低医疗错误率等，领导小组的存在可以确保项目团队明确这些目标，并采取相应实现；③协调跨部门合作，信息化系统建设需要不同部门的紧密合作，包括医疗、信息技术、财务等多个领域，领导小组可以协调各部门之间的工作，确保各项任务有序进行；④风险管理和问题解决，在项目执行过程中，可能会出现各种问题和风险，如技术难题、预算超支等，领导小组的存在可以及时应对这些问题，降低项目失败的风险。

设立相应保障小组的必要性在于：①应对风险和问题，即使在项目计划和管理得再好，信息化系统建设过程中仍然可能出现各种风险和问题，为了应对这些挑战，需要设立相应的保障小组，以快速响应和解决问题，减少项目的风险；②提高项目质量，保障小组可以通过监督项目执行情况，发现潜在问题并采取纠正措施，从而提高项目的质量，确保信息化系统满足医院的需求；③增强危机管理能力，在项目执行过程中，可能会出现突发事件或危机情况，如数据泄露、系统崩溃等，保障小组的存在可以帮助医院应对这些危机，减少潜在的损失。

（2）开展全院性的宣传教育活动：宣传教育动员工作要贯穿工程建设的始终，特别是在初期要放在首位。充分利用各种有效的宣传手段，如院周会、宣传栏全院大会、简报等形式，大力宣传医院信息化建设的目的和意义，在全院上下形成一个积极参与一号工程建设、自觉运用信息技术、加强医院管理、提高工作质量和效率以及提高自身素质的良好氛围。宣传教育的重点是提高认识。宣传教育工作自始至终都要针对各类人员出现的新问题，重点讲清建立和应用医院信息系统的过程，就是改进医院管理、提高整体管理水平的过程。

（3）制定医院信息系统总体实施方案和计划。实施方案是医院为信息系统建设而提出的，它是指导医院信息系统建设的宏伟蓝图。实施方案的种类一般包括：工程建设总体实施方案、计算机网络建设实施方案、系统应用实施方案等。计划应明确各阶段的任务和实施的具体步骤、方法和措施。医院信息系统建设的计划主要是：月份工作计划、季度工作计划、人员培训计划、年度工作计划、经费使用计划等。实施方案一般由医务部（处）负责制订，信息科参与意见，提交医院工程领导小组讨论、审批，由有关业务部门执行。

制订规划、方案和计划总的要求是：总体规划宜用"框架式结构"，要根据系统应用要求，结合医院实际情况，反复论证、周密推敲，要与医院的发展战略相一致。各项任务要分工明确，责任要落实到人；各项准备工作、技术设计、培训工作要有条不紊。制定实施计划时要对各环节容易发生的问题和困难有充分的估计，时间上要留有余地。

（4）做好人员培训。

第一，要抓好环节管理干部的培训。管理层干部主要指各科室主任、副主任和护士长，还有职能部门的人员。做好重点部门如医务部（处）、护理部、卫生经济管理科、药剂科、门诊部、住院处等部门人员的培训，他们对系统建设的认识与应用程度，对医院信息系统的运行质量将起决定性作用。对这部分人员培训的主要内容是：掌握系统的主要功能和使用方法，掌握系统工作流程，系统建立过程、方法、基本条件和保证系统运行的方法、手段。

第二，对操作使用人员的培训。这批人员的培训工作量大，培训时间较长，需要认真组织，妥善安排。与此同时，还要根据专业不同，区别对待。系统应用的培训工作，应该放在工作流程已经确定、基础数据准备齐全，系统投入试运行之前，可将这项工作时间与系统模拟和测试运行一并进行。但计算机基础知识和操作技能的培训，应提前进行。培训的方式应灵活多样，可与住院医师岗位培训、主治医师学分制课程培训、进修生入院教育、新毕业生入院教育、进修生的课程、护士培训、机关人员业务培训、新调入人员的岗前培训结合起来，常规开设计算机和信息系统的课程、讲座等内容。使计算机应用的教育在全院教育体系中占有重要位置。

培训应达到的要求：各类人员都能掌握本部门应用软件的使用和管理要求，熟悉与本部门有关的工作流程。数据录入准确、及时、迅速。要求各站点全员参加培训，并通过统一考试，80%以上的人员成绩要达到合格。

（5）设计和实施院区网络建设，在医院建立一个真正实用的网络系统。首先要根据医院信息系统功能和计算机网络建设规范，结合医院布局、信息流量与流向等实际情况，做好院区网络结构设计。由医院计算机工程技术人员拿出初步设计方案，再经过有经验的专家评审论证。医院网络设计信息点数要达到展开床位数的50%。从结构和设备上要为今后扩展留有余地。网络施工前必须进行招标，在招标投标活动中应当遵循"公开、公平、公正和诚实信用"的原则，选择具有良好素质、确能保证质量且价格适度的公司承担。无论是选择材料、技术和施工单位都把保证质量放在首位，而且从始至终都需落实质量监控措施。网络测试和验收必须由医院专门技术人员会同施工单位或第三方一起，遵照相关标准，全面对网络线路的各种性能参数，进行全面的测试，并提交正规的测试报告。

（6）做好设备选型：设备选择一般要遵循以下原则：①应采用先进、成熟的网络技术；②能够提供完整的系统解决方案；③具有良好的售后服务；④网络系统便于平滑扩展升级；⑤具有安全、便捷的网络管理工具；⑥具有较好的性能价格比。为取得最佳的性能价格比，必须进行市场调查论证，要以满足系统应用要求为目的。技术指标要适度，既考虑当前需要，也要考虑今后一段可预见发展的需要，适当留有余地。设备购置要把握好时机，分期分批，既要防止过早购置造成设备闲置和浪费，又要防止购置过迟影响工程进展。设备的可靠性也是非常重要的。

（7）组织有关专业人员准备基础数据。基础数据质量的高低，关系到系统能否正常运行。准备的方法和步骤如下：

第一，组成专门班子进行信息的标准化工作。由于各医院编制设置、管理体制、收费标准等情况不同，由用户定义的字典数据也不一样，需要进行大量修改或按自己实际情况重新建立并进行标准化。由药品管理、卫生统计、医疗护理等人员组成专门的数据准备工作班子，采取集中办公的方法，由计算机工程技术人员进行技术指导、把关。

第二，收集、整理原始数据资料。首先由科室按照基础数据整理要求，整理出与本单位相关的原始数据，进行分类造册，提交到医务部（处）审查。医务部（处）组织有关技术骨干进行分类、讨论、增加或者删改，力求做到每一条数据既标准又实用。医务部（处）将审查修改后的数据，返回相关科室进行确认、修改，再提交到医务部（处）统一汇总、集中录入。在收集、整理原始数据过程中，医务部（处）要严密组织、明确分工、提出要求、限定期限，保质保量地完成原始数据的整理工作。

第三，进行数据准备步骤。①各科室相关的原始数据经反复修改、审查、整理以后，提交到技术保障组，由有关人员按照统一、规范的编码原则对数据进行分类、编码和技术处理，并录入计算机。②进行校对，并打印输出。将打印好的数据，对照相关数据库的字段进行标注，标注完毕后，要在网络模拟环境下进行校验。校验时最好带部分样板数据做参考、对照。③遵循既符合医疗文书书写规范，又符合数据库结构要求的原则，建立数据库。④将整理好的数据库内容打印下发相关科室再进行讨论、补充、修改。⑤将各相关科室修改后的数据进行汇总、录入，并生成系统所需的文本文件。⑥由录入人员在模拟网上录入在院病人医嘱，对整理好的数据库进行模拟运行，在模拟运行中，应选择病人从挂号开始到病人出院的整个就医过程为模拟环境，对模拟运行中发现的问题，要认真做好登记，并及时进行修改。⑦对模拟运行中发现的问题，进行数据的补充和修改，直至模拟运行满意为止。

在进行数据准备时应注意：①在进行临床诊疗项目和价表项目编码时，最好有一定的可对应性，以便于调整对应关系，如对应关系理不顺，在进行自动计价时找不到相应的价表，不能自动计价。②科室字典定义后，如医院编制调整发生变化时，不能盲目删除不存在的科室。若盲目的删除，造成系统中许多数据失去活性，成为信息垃圾。③能在子系统相应菜单下录入的数据，尽量在菜单下录入，如临床诊疗项目应在价表子系统的诊疗项目维护菜单中录入，诊疗项目与价表项目对照在价表子系统中录入，这样既保证数据的准确性，又使各数据库之间有严格的对应关系。④对在数据库中应用频率较高的数据，应在输入编码时给予简码，以提高录入速度。⑤工作人员字典库应在公共字典中统一编码，统一输入，统一管理。⑥已经完成的字典，要反馈到有关科室征求意见、校对、修改，上网进行模拟运行校验、测试，检查字典相互对应关系是否融合、准确。

（二）模拟运行

在系统投入运行工作之前，必须对系统进行一系列的调试和模拟运行。即使系统在设计和编程过程中没有任何错误，也不可能完全适应，只有进行反复的调试和模拟运行，进行全面的检验，及时发现和纠正存在的问题，尽量把问题消除在系统正式运行之前。

1. 模拟运行目的

模拟运行的主要目的是全面、真实地检测系统软件的应用功能，以及各类字典的定义对应吻合状况，及时发现系统软件局部性问题和软件隐藏的问题，或其他方面存在的问题；进行实时、实地、实际环境的运行，经受实际工作环境的检验。

2. 模拟运行任务

模拟运行阶段的主要任务是，处理模拟运行期间发生的任何问题和故障，确定新旧系统转换工作计划、任务、机制和策略；全面进行系统的维护，补充、完善系统产生的文档资料。

3. 模拟运行原则

模拟运行阶段是在网络工程开始设计或竣工、部分基础数据准备完毕这一阶段。为使模拟运行工作更加合理和有效，应掌握以下基本工作原则：

（1）应有组织有计划地进行：模拟运行过程中，必须严格组织、周密计划、科学部署，主要参与人员为进行基础数据准备、定义字典等工作的计算机工程技术人员、其他专业人员和组织管理人员。

（2）一丝不苟、认真负责：模拟运行中必须以精益求精、一丝不苟和极端负责的工作态度，排除主观臆断，耐心细致地做好系统测试。坚持反复修改、测试和校验。

（3）整理问题、记录存档：模拟运行过程中出现的问题，要有文字记录，供日后参考，同时也是系统运行文档资料的重要组成部分。

4. 模拟运行内容

模拟运行的内容是既模拟工作流程，又模拟基础数据字典对应关系。模拟环境与培训环境合一，模拟过程可与试用和培训相结合。在这个阶段中，最突出的问题，一是人员操作不熟练；二是暴露出运行的问题、管理的问题、系统的问题较多。领导和工程技术人员要经常深入现场，及时解决问题。

（三）分步上网

系统上网是一个逐步的过程，做到各子系统模拟运行成熟一个，上网一个。例如，先上门诊收费子系统，该子系统运行平稳后，再准备上门诊药房子系统或其他的子系统。分步上网阶段既要调试软件，继续进行其他子系统的基础数据准备，还要购买终端设备、组织人员培训，同时进行的工作繁多。为达到积极稳妥、忙而不乱，必须采取分步上网的方式。换言之，分步上网阶段就是在模拟运行中的问题得到解决的基础上，采取以点带面、小批量分步上网运行的阶段。阶段应重点做好以下方面的工作：

1. 建立健全保障

系统运行的规章制度是使医院信息系统运行井然有序的重要保证。因此，在这个阶段应根据系统应用要求，对使用过程中各种操作方法，各环节工作，都要作出明确、具体的规定，使之规范化、制度化，以保证分步上网运行的需要。

2. 评测系统运行效果

虽然系统经过模拟运行、调试，但是系统的整体功能调度是否正常，子系统内的数据组织是否符合功能的需要，系统的数据组织与存储是否符合总体设计的要求等等，都需要在程序的"动态"执行中检查、评测。

3. 合理优化管理程序

使用现代医院信息化管理系统以后，病人药品费的划价工作可以在收费处收费时一并处理。在计算机网络系统运行中，要根据计算机网络管理的特点，对传统的医院工作流程进行必要的调整和优化，以适应医院信息系统的正常运行。医院在调整工作流程时，要遵循"高效简便、合理优化、严格规范"的原则，达到方便病人、简化程序、提高效率、规范管理的目的。

（四）全面运行

系统试运行中暴露出来的问题基本得到解决，新的工作流程和数据流程规章制度基本健全，各类人员的应用培训基本完成，网上数据基本准确、完整，就可以转入全面铺开阶段。此阶段有些工作仍然采取手工和计算机两种方式并存，对上网系统仍然要进行全面的调试、磨合，重点检验系统在网上的多用户性能，包括资源共享性、用户的权限控制、功能与数据分布的完整性和一致性，系统冲突的避免措施以及系统在网上的运行效率等。

随着计算机网点的不断增多，维护的工作量也逐渐加大，要从完善各项管理制度入手，严格实行岗前培训、考核合格持证上岗制度，严格按照用户操作规程、网络管理制度、数据备份制度办事，切实保证系统运行的安全和数据的完整、准确，利用各种手段减少故障的发生和减少维护工作量，保证网络的安全，这个阶段的重要任务是要对系统运行情况进行客观、公正的评价。

（五）单轨运行

单轨运行阶段是在全面铺开运行的基础上，进行新旧系统数据切换、合并，逐步脱离手工方式，以计算机网络管理模式运作的阶段。在此之前，要重点做好系统转换工作。系统经过一定时间的严格调试、检验，解决了影响系统正常运行的问题，就可以进行单轨运行。

1. 转换系统的内容

（1）转换数据。数据的转换就是将原人工管理系统或旧系统的数据，按照新的系统数据结构和功能要求，转换为新系统的数据。这项工作不但有一定的难度和风险，而且工作量也比较大。如果原来是人工处理的数据，就要将原始数据逐一通过模块输入新的系统；如果原来是一个旧的信息系统，就要将旧的数据经过重新解释和重新组织之后（用程序来自动进行），转存到新的系统中。另外，新系统所需的基础数据，例如代码、系统参数的初值、操作人员的口令、权限等，都要在这个时候完成。

（2）转换系统环境。转换系统环境是指人员、设备、工作流程、管理模式的改造和调整，如使用新的工作流程和管理模式，全面启用新的网络设备和终端设备以及执行适合新

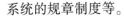

系统的规章制度等。

2. 转换系统的方法

转换系统的方法有四种，可以根据医院具体情况任意选择其中的方式进行。

（1）直接转换。直接转换就是用新系统直接替换旧系统，中间没有过渡阶段。对于数据处理比较复杂的系统而言，这种转换方式不但在技术上存在困难，而且由于新系统尚未经过实践的考验，要承担转换失败的风险。一般而言，这种方式适用于单个小子系统的转换。

（2）并行转换。并行转换方式是新旧系统有一段并列运行期，经过一段时间的运行检验，证实新系统完全可以替代旧系统，就终止旧系统的运行。这种方式保证了转换期间工作不间断，风险较小。

（3）试运行转换。试运行转换方式与并行转换类似，不同的是并行期间仍然以旧系统为主，新系统只做试验性运行，因此并行期实际为新系统的试行期。这种方式在策略上更为谨慎、稳妥。

（4）分阶段转换。分阶段转换是一种分期分批转换的方式，新旧系统经过精心的安排，按照难易和功能的复杂程度，将旧系统向新系统转换过程分成多个阶段进行，直到所有功能都成功转换为止。

3. 转换系统的注意事项

（1）转换工作要有严密的组织和计划。转换期间有大量的数据转换和程序系统的试运行，工作量大，要做好工作计划。

（2）严密观察、认真分析。转换运行期间。可能系统出错较多，出现问题要认真分析原因，搞清是系统程序出错，还是转换环节出错，并及时解决。

（六）正式运营

正式运行必须具备以下条件：①系统经过单轨运行阶段校验，字典对应吻合无误、各项数据准确；②工作流程优化顺畅，满足系统平稳应用运行条件；③完成了新旧系统数据切换和工作方式转换；④相关规章制度完善配套、切实可行，尤其是严格的系统管理手段和数据备份措施得力，能保证任何情况下数据不会丢失；⑤各类人员操作规范，不存在重大数据质量问题，防止工作秩序混乱，采取有效措施确保数据真实。

第四节 数字化现代医院信息管理系统

一、数字化现代医院信息管理系统的设计

随着电子学和计算机技术的飞速发展，各类先进的医学成像设备广泛应用于临床，较大地提高了临床诊疗水平，也使医疗管理等方面发生了深刻的变化。作为医学影像信息技术及临床应用系统的 HIS、RIS 和 PACS，已成为整合和完善数字化医院管理系统的重要组成部分，是现代化医院运营必不可少的基础设施，也是医院实现数字化、科学化的重要标志。

（一）数字化现代医院信息管理系统设计原则

数字化现代医院信息管理系统以国内医疗环境与法令为基础，基于先进的信息技术［B/S、GUI（图形用户界面）、Database 数据库］，遵循国际医疗信息交换标准（HL7 和 DICOM）发展，融合了 HIS、RIS、PACS 和 Internet 技术。其独特性在于对 HIS、RIS 和 PACS 的有机整合和一体化设计，是吸收国内外同类系统的优点，体现了"以病人为中心"和"以电子病历为核心"的设计思想。该系统采用模块化架构，符合 DICOM3.0，是适合我国医院实际情况的一套完善的数字化医院信息管理系统。数字化现代医院信息管理系统整合了 HIS、RIS 和 PACS 信息系统，其中 HIS 包括 HIS 服务器、管理终端和临床终端；RIS 包括各种影像设备、PACS 和影像网络中心。系统可在一个完整的平台上实现系统管理功能、医疗管理功能、信息处理功能和通信功能，具有共享性、开放性、安全性、可扩展操作简单、实用性强等特点，实现了信息资源共享和网络数字化管理。提供医院信息运用的简易性，系统人机界面的亲和性，对于现行的医院管理，及至未来的医疗联盟环境皆有完整性。

将医院内不同信息系统（HIS、PACS 和 RIS）基于国际标准（DICOM 和 HL7）实现整合，是保证医院内及医院之间医疗文本及图像信息交换以及实现远程会诊过程的关键。国际上遵从 DICOM3.0 和 HL7 标准已成为发展 PACS 和 RIS 系统的基本要素，这是建立医院信息化环境和医学影像学信息系统的基本条件。数字化现代医院信息管理系统应遵守以下原则。

第一，以放射科为中心的原则：因为放射科集中了医院中大部分的图像信息，HRPS

各子系统之间的接口必须以放射科为中心。

第二，全面规划的原则：数字化现代医院信息管理系统强调全面规划，发挥系统整体的作用。

第三，先进实用的原则：系统的设计及开发必须具有先进性，系统的应用及维护必须采用先进技术及方法，并具有较强的扩展能力及实用与成熟性，以期获得最佳的性能价格比。

第四，开放性原则：考虑到系统中所选用的技术及设备的协同运行能力，医院原有计算机资源及系统的长期效应，以及系统功能的不断扩展的需要，所采用的软硬件平台必须具有开放性，要求采用国际标准规范而不受生产厂商的约束。

第五，可靠性原则：系统的设计必须在投资允许的条件下，从系统的能量、架构、技术措施、技术服务及维修响应等方面综合考虑，确保系统运行的可靠性。

第六，安全性原则：由于医疗信息属个人隐私，所以应杜绝非授权人员侵入。系统具有容错能力以确保系统稳定运行。

（二）数字化现代医院信息管理系统硬件设计

在数字化医院信息管理系统网络上，要求能够传输数据和视频图像、图形等高速多媒体信息流量，具有巨大的存储容量用以保留病人的完整病历，并为网络提供互联通信服务，还要求网络有宽频带和低延迟。为使 HIS、RIS 和 PACS 实现无缝链接和有机结合，实现资源共享，必须设计正确的集成接口系统和构架合理的拓扑架构。

1. 主要架构

（1）结合 Internet 技术的发展和医院网络化、信息化的需求，整个 HRPS 架构采用 Web 的多层体系架构 Browser/Server 模式。

（2）各工作站采用标准网，网络标准为 TCP/IP，医学信息传输标准为 HL7，该网络将采用 ATM 技术，遵守 IEEE802 规定的标准。具有宽频带和低延迟，可满足传输声音、图像、数据等多媒体信息。

（3）信息交换标准为医学数字图像通信标准 DICOM3.0，并且大量数据的传递可通过数据压缩实现。

（4）数据库为 SQL Server 2012 & Oracle。

（5）操作系统为 Microsoft Windows/Unix。

（6）每年设备的总数据量（存储容量）约为 400 GB，拟在线存储一年以上。

（7）RIS 包括各种影像设备、PACS 和影像网络中心。

（8）HIS 包括 HIS、RIS、PACS 服务器、管理终端和临床终端。

（9）HRPS 有机整合 HIS、RIS 和 PACS。

2．系统管理

（1）自动更新设置。提供程序的自动更新和自动更新设置维护。

（2）资源管理。配置程序的菜单资源、常数资源、报表资源、Web 资源。

（3）资源授权。对系统资源进行菜单、用户、常数、报表、Web 的授权管理。

（4）接口配置管理。维护系统公开接口的实现方式、控制参数等配置。

（5）权限设置。对组织机构、血库、药库、住院处、医嘱权限、物资管理等模块的权限维护与设置。

（6）信息发布。向全院或指定功能组发送信息公告。

（7）数据字典管理。主要包括：人员数据字典、药品数据字典、医疗项目数据字典、财务数据字典、医疗设备数据字典、疾病分类编码、手术编码、其他与系统运行的相关数据字典等。

3．工作流实现方案

（1）HIS、RIS 和 PACS 系统之间和各医学影像设备之间的接口遵循 DICOM3.0 标准互联。PACS 通过 R1S 与 HIS 整合，实现影像科室与临床科室的双向信息交流。

（2）数字化现代医院信息管理系统中所有的数据操作和交换都通过模块的接口和方法予以实现，使用 Bay Stack450 千兆以太网交换机连接，可为每个端口连接提供 100 M/s 传输速度，并可通过光缆模块在交换机间建立千兆光缆连接的主干通信网络。

（3）HIS 调用 PACS 中病人报告和影像，接受以命令形式传送的病人号码，查看此病人号码所对应的历次影像检查报告，浏览每一次影像检查的影像，都具有安全验证功能。对一幅图像可做常用的图像处理，如放大、缩小、亮度和对比度调节、图像的翻转及还原等。

（4）RIS 接受 HIS 预约（DSS）/指令分配，对 PACS 执行过程步骤管理（PPSM）、报告生成、报告显示和报告管理。

（5）PACS 建立整个系统中病人号码的对应关系和调用 HIS 中病人的资料，如病人的基本信息、就诊信息和科室信息等。

4．运行要求

（1）数字化现代医院信息管理系统符合网络标准并兼容各种标准和非标准设备，以满足现有的各种医疗设备数据通信的标准及通信速率，可实时完成对信号采集、传输与处理。

（2）能完全兼容 Windows 操作系统，并充分利用 Windows 本身的各种办公功能，满足字符、图形、图像、语言等信息形式的多样性。

（3）由于各科室的职能不同、专业性强，可设置预约、采集、临床、显示和管理等专业工作站，以满足各科室的具体需求和会诊需要，方便教学和科研。

（4）具有强大而实用的诸多使用功能，实现中心化管理，网络化使用。根据用户访问权限，实现在医院所有联网终端上分级调阅、显示任一位病人的图像和资料等所有信息，其调用方式是利用检索查询功能，通过网络管理服务器自动调阅图像及报告单，利用浏览器或根据目录索引查询图像报告单。

（5）增加安全机制，发挥两种介质的各自作用和集成优势。采用硬盘、光盘双重集成存储体系，采用独立式集合型 IDE（电子集成驱动器）硬盘系统或 RAID，用于长期在线存、实时多用户资源共享；采用 CD-R 光盘永久备份存档和脱机存储。数据安全采用防火墙和设置数据库与应用程序两级安全保护机制，通过服务器定期备份数据和资料异地保管。对各级用户进行统一的授权管理，各终端分别设立用户密码和管理员密码，禁止非授权人员的侵入而导致失密。服务器存储采用集群或容错架构，并添加硬盘恢复模块或制作系统恢复盘，系统应具有容错能力以确保安全运行。用户可以自由选择驱动盘备份，可提供恢复至备份时状态功能，通过此恢复功能的引导，将数据恢复，以确保资料的完整性。

（6）具备可扩展性。随着业务的扩展，设备的扩充，系统功能和规模逐步扩大和完善，以保证后续设备接入网络。

5. 主要功能

数字化现代医院信息管理系统管理着各种信息和 HIS、RIS、PACS 的集成与数据交换。在单台影像设备、影像网络中心、全院信息网络和 Internet 四个层面上，主要包含以下功能：

（1）检查申请、预约登记和检查登记管理。

（2）影像数据采集、转换、回放、显示、处理等。

（3）图文影像报告书写、修改、打印及报告发放管理。

（4）费用管理和物品管理。

（5）影像资料存储及其管理、检索查询和统计分析、报表编制自动化，长期海量在线存储和永久光盘备份存储及管理。

（6）影像科室医护人员办公自动化，统计、论文和幻灯片编辑。

（7）影像网络中心影像会诊、教学、科研和管理。

（8）与 Internet 联网，进行远程会诊，远程教学和学术交流。

（9）满足新增设备接入网络。

6. 分系统构成

（1）门急诊挂号系统。门急诊挂号系统是直接为门急诊病人服务的，建立病人唯一标识码，减少病人排队时间，提高挂号工作效率和服务质量是其主要目标。门急诊挂号系统是用于医院门急诊挂号处工作的计算机应用程序，包括初诊病人的建档、预约挂号、预约登记、窗口挂号、处理号表、检查申请、导医、检查登记、统计和门诊病历处理等基本功能。挂号登记单包括普通门诊、专科门诊、急诊科、儿科、妇科、消化科、肝病专科等科室和病人姓名、性别、诊室、类型、医师类别、姓名和挂号费等。门急诊挂号系统支持的功能主要包含以下方面：

第一，支持医保、公费、自费等多种身份的病人挂号；挂号员根据病人请求快速选择诊别、科别、号别、医生，生成挂号信息，打印挂号单，并产生就诊病人基本信息等。支持专家号、专科号的限额手工减少功能，支持挂号票的补打功能。

第二，支持现场预约挂号和电话等形式预约挂号。

第三，可以通过输入病历号或者挂号发票号，显示对应的允许退号的有效挂号信息，完成病人退号，并能正确处理病人看病日期、性别、诊别、类别、号别以及应退费用和相关统计等功能。

第四，支持非专家、非专科号的换科功能。

第五，支持对已看诊号是否可退的权限管理。

第六，可以按时间段完成日结功能，并能打印或补打出日报表。

第七，支持多种挂号方式（包括简易挂号、完整挂号），支持医保、公费、自费、本院、合作单位多种身份的病人挂号，支持现金、刷卡、记账等多种收费方式，挂号费用结算及报表统计功能。

第八，支持专科和专家排班，并可以自定义排班模板。

第九，能完成挂号、退号、病人、科室、医师的挂号状况、医师出诊时间、科室挂号现状等查询，按科室、门诊工作量统计的功能。

第十，患者基本信息修改和补充功能。

第十一，挂号员权限、挂号费用等信息维护的功能。

第十二，挂号级别维护。

（2）分诊管理系统。该系统用于门诊各个科室的导诊台，方便导诊护士进行分诊工作。主要包括分诊处理、叫号、显示屏分诊信息发布。

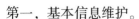

第一，基本信息维护。

①护士可以对各诊区的诊室进行维护；

②诊台维护：护士可以对各诊室的诊台进行维护；

③分诊队列维护：护士可以对各分诊队列进行维护；

④护士可以对门诊医生排班变更信息进行查询；

⑤护士可以按时间、挂号科室、挂号医生进行查询患者转归信息，也可以说对查询出来的信息进行修改；

⑥护士可以按就诊卡号和时间进行查询患者的基本信息。

第二，分诊管理。显示候诊队列状态，队列患者信息，诊室诊台接诊状态，设置分诊模式为自动分诊还是手动分诊。自动分诊分为 1 分钟和 5 分钟。护士可以对患者进行退出诊台、退出队列、调整队列位置以及分诊队列上限人数进行设置。

第三，综合查询。①患者就诊信息查询，可以根据病历号查询患者就诊的信息；

②挂号情况查询，可以根据单条件查询和批量查询，单条件查询可以按照就诊卡号、姓名、发票号进行查询和打印查询结果，批量查询可以按照时间、挂号科室、专病科室、挂号医生、挂号员、挂号状态、挂号级别、性别、看诊状态、是否本院职工、是否发生费用、科室类别进行细致查询和打印查询结果；

③门诊分诊医师基本信息查询，按时间和医师姓名、分诊科室、医师所在科室、分诊诊室进行查询并可打印查询结果；

④各科室挂号信息查询，按时间和科室名称进行查询并可打印查询结果；

⑤患者在院状态查询，按门诊号和患者姓名进行查询并可打印查询结果；

⑥医师候诊队列信息查询，按时间和医师姓名、分诊科室、医师所在科室、分诊诊室进行查询并可打印查询结果；

⑦医生工作量统计，按时间和出诊医生姓名、出诊科室名称进行查询并打印查询结果。

（3）门诊医生工作站系统。门诊医生工作站系统是协助门诊医生完成日常医疗工作的计算机应用程序，其主要任务是处理门诊病历书写、处方、检查、检验、治疗处置等信息。

第一，支持门诊处方开立，输入处方的类别、名称、数量、用法、每次用量、频次、是否加急、备注、总量、单位；开立组套处方，将处方设定为组合或取消组合。

第二，支持历史处方查询，选择患者，查看患者的历史医嘱。

第三，可将选定的药品、材料、检治项目等设置成套餐并储存为个人、科室或者全院通用的套餐，在给患者开立医嘱时调用，方便地进行医嘱录入。

第四，查看所有药品列表，并设置显示方式，具有拼音码、五笔码、自定义码的过滤功能。

第五，查看所有检查治疗项目列表，并设置显示方式，具有拼音码、五笔码、自定义码的过滤功能。

第六，支持按 ICD-10 码下达诊断、支持医生处理门诊记录、检查、检验、诊断、处方、治疗处置、手术、卫生材料、收入院活动。自动核算就诊费用，支持医保用药管理、提供医生权限管理，如部门、功能等；自动向有关部门传送检查、检验、诊断、治疗处置、处方、手术、收住院诊疗信息及相关费用。

（4）门急诊输液管理系统。①自动获取患者注射、输液信息，登记、查看患者的相关医疗信息；②按照医嘱提示，确认注射、输液药品的配药情况；③按照医嘱提示，确认注射、输液药品的注射情况，注射、输液按照顺序号管理；④对医嘱开立的皮试药品录入皮试结果；⑤查询打印，打印输液卡、回执单；⑥输液观察病历管理，完成需要输液观察的患者的病历、病程记录书写；⑦输液呼叫系统。方便患者输液期间呼叫护士。

（5）住院医生工作站系统。住院医生工作站系统是协助医生完成病房日常医疗工作的计算机应用程序，其主要任务是处理各种医疗文书（如入院记录、首次病程、病程记录、病案首页等）的书写、检查、检验、治疗、手术申请以及会诊、转科、出院等各种医嘱的开具，支持移动医生工作站。

第一，支持医嘱开立管理，选择患者，点击开立按钮。可以为患者开立医嘱和诊断，并且可以开立检查、检验申请单，用血申请单、会诊申请单。主要包含以下方面：

①医生医嘱处理中包括开医嘱、检查、处方、检验、治疗处置、卫生材料、手术、护理、会诊、转科、出院。

②支持不同用途的电子申请单，检验医嘱注明检体，检查医嘱注明检查部位。

③提供长期和临时医嘱处理功能，包括医嘱的开立、停止和作废。

④医嘱审核时，具有添加、修改、删除附加材料功能，医嘱发送前具有审核医嘱功能，医嘱确认后自动记录医生姓名及时间，一经确认不得更改。

⑤支持补录医嘱功能。抢救等紧急情况口头医嘱事后须及时审核并补录入，并记录授权操作员姓名、医生姓名、执行时间、录入时间等信息。

⑥支持所有医嘱和申请单打印及续打功能，可提供医生、操作员签字栏，打印结果由处方医师签字生效或提供数字签名。

⑦所有医嘱经护士站确认后方可传送到相关部门，医嘱确认后自动向有关部门传送检

查、检验、诊断、手术、转科、出院等诊疗信息。

⑧中草药医嘱按中医医嘱格式（煎法、服法、付数）。

⑨支持按 ICD-10 码下达诊断。

⑩系统支持医生查询相关资料，包括历次门诊、住院信息、检验检查结果。

第二，系统为其他科室医生分配授权时间，其他科室医生可以在指定时间段内对该科室某个或某些患者开立医嘱诊断等。

第三，医嘱和费用明确分开，费用通过执行医嘱的频次来产生相应收费细目。

第四，可将选定的药品、非药品、诊疗项目等设置成套餐并储存为个人、科室或者全院使用的套餐，在给患者开立医嘱时调用，方便地进行医嘱录入。

第五，查看所有药品列表，并设置显示方式，具有拼音码、五笔码、自定义码的过滤功能。

第六，提供按代码、助记码、中文等多种方式供医生录入医嘱，具有默认医嘱执行科室功能。提供对在院患者的费用作退药申请，并打印申请单，如果已发药需要去药房做退药确认，然后去住院处退费；如果没有发药直接去住院处做退费确认；支持对费用的全退和半退。

第七，住院能下达转科、出院、转诊等特殊医嘱，打印相应文件。出院时根据各种医疗文书自动或手工生成病案首页的项目及内容，并可修改。

第八，支持医保用药及医保费用管理。

（6）住院护士工作站系统。协助病房护士对住院患者完成日常护理工作。主要任务是协助护士核对并处理医生下达的长期和临时医嘱，对医嘱执行情况进行管理。同时协助护士完成各种护理记录、病区床位管理等日常工作。支持移动护理工作站。

第一，病房管理。

①支持接诊，给新住院的患者或者他科转入的患者分配病床，安排住院医师、主治医师、主任医师、责任护士；

②包床、转床，给患者包住多张病床或调换病床；

③转科申请，给患者填写转科申请；

④婴儿登记，为产妇进行婴儿登记，填写新生儿基本信息；

⑤出院登记，给患者进行出院登记；

⑥出院召回，给已出院登记但未结算的患者召回住院，并分配病床。

第二，查询床位的床位等级、床位费、床位编制、使用状态、护理组以及对加床的维护。

第三，对新开立的医嘱进行审核，临时医嘱审核后产生执行数据，并发送到药房、医技等终端部门。

第四，对审核过的长期医嘱，按照频次分解出执行数据，并发送到药房、医技等终端部门。

第五，护士站对非药品进行退费，可根据客户需要选择：退费申请、确认退费流程；直接退费流程。

第六，护士站对非药品进行手工计费。

第七，对维护病床信息、附材信息、执行单、收费套餐、科室常用项目等信息的维护。

第八，维护病区内患者欠费警戒线。

第九，其他。

①提供准确的一日清单；

②提供查询病人欠费情况，并打印催缴通知单；

③具有病区床位使用情况一览表，病床信息包括显示床号、住院号、姓名、性别、年龄、病情状况、诊断、护理等级、饮食情况、费用情况、过敏情况等；

④可以查询病区一次性卫生材料领入量、消耗量、结余量；

⑤具有按用法不同打印各种不同的医嘱执行单、巡回单、输液卡等单据；

⑥患者一日清单，对在患者一日费用明细进行查询；

⑦患者费用查询，查询患者入院期间所发生的费用，其中包括预交金、药品明细、非药品明细、费用汇总信息、结算信息；

⑧医嘱执行情况查询，查询医嘱目前执行状态；

⑨医嘱摆药查询，护士站查询药房对当前科室的摆药情况；

⑩护士站退药查询，对患者已退药品进行查询。

（7）住院病人入出转管理系统。住院病人入出转管理系统是用于医院住院患者登记管理的计算机应用程序，包括入院登记、床位管理、住院预交金管理等功能。方便患者办理住院手续，严格住院预交金管理制度，支持各类医保、农合患者就医，促进医院合理使用床位，提高床位周转率是该系统的主要任务。

第一，支持录入患者姓名、性别等基本信息，为患者办理入院登记。患者住院号可选择手工录入或系统自动生成，支持登记时收取住院预交金，患者姓名、性别等必填信息界面中已经用醒目颜色标注；支持住院处直接接诊流程（开关控制）；支持患者住院科室的修改（或者未被病房接诊）；支持患者等级是同时录入担保信息，也可以在担保管理界面单独录入。

第二，支持出院处直接出院登记流程：录入患者住院号，为患者办理出院登记手续，患者的状态标记为"出院登记"。出院登记会停止患者的所有医嘱、床位费等日固定费用的滚动，所以建议在确认患者所有医嘱、费用等信息准确无误后，再为患者办理出院登记。

第三，支持住院处出院召回操作。录入患者住院号，为患者进行出院召回。出院召回是出院登记的逆过程，患者的状态将从"出院登记"状态更新回"住院接诊"状态，注意此操作不会恢复患者长期医嘱，请相关医生注意。

第四，支持住院处转科转床操作：录入患者住院号，为患者进行转住院科室，转病床操作。为患者选择转入科室、病床，重新分配住院医生、护士等信息。

第五，提供自费转医保、医保转自费、自费转公费、公费转自费等不同身份类别之间的变更。

第六，支持担保金的收取、返还、补打等操作，支持担保信息查询。

第七，对未发生费用的患者进行退院操作（发生费用的必须先退掉，有预交金的先返还）。

第八，支持入院情况、出院情况的查询。

（8）临床路径管理系统。临床路径是在临床医疗服务中用来控制医疗费用和保证医疗质量的一种新型有效的医疗质量管理方法，从而避免康复的延迟并减少资源的浪费。临床路径管理系统主要包括临床路径的制定、路径的进入与退出、质量管理与控制及费用控制等日常业务；对应病种治疗与安全、费用的综合查询以及相关的统计分析功能。

第一，基础路径管理。

①提供中华人民共和国国家卫生健康委员会已颁布的 112 种路径标准模板库，可为同一路径设置为多种 ICD-10 编码；

②支持可视化模板设计，模板设计快捷方便，支持模板库内容更新；

③支持标准组件，模板移植性强；

④支持病历和护理记录项目，支持长短期医嘱各种明细属性设置，所见即所得的操作模式；

⑤支持甘特图显示视图，名称显示视图；

⑥可为不同的项目设置不同的级别，可选路径项目无须录入差异原因；

⑦可以直接拖动生成路径项目，右击鼠标可以进一步编辑修改；

⑧药品可设置为一类药品，使用中可根据患者实际情况进行选择；

⑨可组合为一组医嘱，使用中可选择其中一个即可认定为符合路径要求，可为长短期医嘱设定禁忌证智能提示，并支持多种条件任意组合；

⑩每个路径设为若干治疗阶段，每个治疗阶段可设置天数，并可中途转到下一阶段。

第二，医生路径管理。

①支持患者分类，自动获取分管患者、科室患者、周内出院患者、授权患者，并且提供权限控制。支持复合条件患者查询功能。

②为患者选择适当的路径，按主要诊断的 ICD-10 码过滤。

③可显示完整路径执行情况，完整治疗经过一目了然，选择医嘱项目后，也可以直接完成医嘱开立，提升工作效率。

④可自动获取医嘱执行情况，提示未完成医嘱，无须手工再次录入，可自动获取病历完成情况，提示未完成病历，无须手工再次录入。

⑤任务列表显示，提示未完成工作。

⑥自动禁忌证提示，减少医疗差错发生的可能性，可根据患者情况，直接进入下一阶段治疗，自由选择路径过程；当路径无法满足当前患者的病情发展时，说明原因后，可中途退路径。

⑦系统可根据预设条件，自动进行比对匹配，得出结论。负变异原因直接录入，界面直观显示。

⑧支持按照登录入、当前患者、当前病历关联消息；支持查看、接收、发送消息；支持消息查询统计功能。

⑨支持日程管理功能，可以查看、增加、删除日程计划。

⑩可无缝集成到电子病历系统中。

第三，护理路径管理。

①支持患者分类，自动获取分管患者、科室患者、周内出院患者、授权患者，并且提供权限控制；

②任务列表显示，提示未完成工作；

③可实时查询现在正在执行路径的科室、路径的数目，支持图表显示；

可显示完整路径执行情况，完整治疗经过一目了然；

④可自动获取病历完成情况，提示未完成病历，无须手工再次录入；

⑤双击某一路径，可显示正在执行此路径的患者的信息、变异数目、费用信息等；

⑥双击某一患者可以显示此路径的详细执行情况和变异原因；

⑦可以按任一时间范围统计路径的数量，平均住院日，平均住院费用，平均的变异

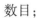

数目；

⑧可以按月份统计路径的发展趋势走向，自动生成柱状图或条形图；

⑨支持复合条件患者查询功能；

⑩负变异原因直接录入，界面直观显示。

（9）合理用药管理系统。合理用药管理系统具有在线查询、审查结果的统计和分析功能，可实现医嘱自动审查和医药信息在线查询合理用药以及不合理用药的真实情况，及时发现潜在的不科学规范用药问题，帮助医生、药师等临床专业人员在用药过程中及时有效地掌握和利用医药知识，预防药物不良事件的发生，对重点药物使用及不良反应情况、药物费用情况进行监控，将对用药不良事件的预防起到科学有效作用。

（10）配置中心管理系统。用于医院静脉药物的集中配置管理。从指定的科室或病区获得静脉药物配置清单，按照要求完成药物的配伍、剂量、禁忌等审核及配置，按时送至临床。

第一，支持指定静脉输液药品摆药信息统一传送到输液配置中心，配置中心统一集中配置确认。

第二，支持多级质控及审核，支持 PDA 等移动设备。

第三，具有质控、工作量等信息的查询、统计功能。

第四，配置中心统一打印标签、发放配置好的输液药品。

7. 系统特点

（1）资源共享。满足网络上的用户共享网络的程序和设备。

（2）安全性与高可靠性。病人的各种信息属于个人隐私权，所有的数据对于病人和医院而言都是重要的，需要对存放在数据库里的各种数据严格管理和保密。

（3）开发性和扩展性。由于是模块化架构，便于系统功能扩充，当医院业务扩大时，只需增加更多的服务器，就能改善系统的性能和满足新的需要。

（4）操作简单性。操作界面由菜单、按钮、图标等组成，轻点鼠标便可实现相应功能。同时实现多文档操作界面，便于比较分析。

（三）数字化现代医院信息管理系统软件设计

1. 软件架构

（1）图像显示 GUI：提供用户与应用程序交互操作的接口。

（2）数据库管理器：数据管理和图像显示。

（3）存储管理器：图像数据存储管理。

（4）图像处理器：图像处理。

（5）图像浏览器：图像显示与还原。

（6）事件解释器。

（7）远程控制管理器和远程会诊数据库。

（8）事件/消息队列。

2. 模块化架构

在一个完整的系统平台上实现系统管理功能、医疗管理功能、数据处理功能和通信功能。

（1）系统管理功能包括系统初始化、系统自检、数据库管理、实时显示等功能。

（2）医疗管理功能包括检查申请和预约登记管理、检查登记管理、报告发放、统计、图文编辑、幻灯片制作等功能。

（3）数据分析和处理由数据功能模块和影像功能模块组成。数据功能包括采集、转换、压缩、分析、存储等功能；影像功能包括采集、转换、回放、处理、存储等功能。其特点是字符、图形、图像、语音等信息同步进行。

（4）通信功能包括互联网络和仪器，由此构成系统整体的信息流通，要求软件可靠高效。

二、数字化现代医院信息管理系统的整合

医学影像资料无论在医院内的局域网中还是跨平台交流的 Internet 中，各系统之间都需要信息交换、共享和协同工作。医疗服务是高信息量的服务，其服务效率与信息处理的自动化程度成正比，医疗服务需要实现医院数字化，医院数字化需要实现医院信息系统的整合。HIS、RIS 和 PACS 之间信息交互的实现是保证医院图文信息共享和实现远程会诊过程的关键，它们的整合，将给整个医院以充分的能力共享医学影像诊断信息，并为医院整体效率的提高以及医疗服务范畴的扩展提供可靠的技术支持和保障。

（一）整合需求

虽然 HIS、RIS 和 PACS 一般是由不同厂商彼此独立制造，但其发展趋势要求相互融合，因此标准化和适用性是解决 HIS、RIS 和 PACS 整合的关键。

1. HIS 和 RIS 整合 PACS

HIS 是一个基于 B/S 的模块化架构的大型数据库应用系统；RIS 是基于医院放射学科

工作流程的计算机信息系统；它们主要实现医学影像学检查工作流程的计算机网络化管理、通信和存储病人的临床医疗信息，包括数字、文本、声音和图像等多媒体信息，而PACS 是医学图像的主要来源。

2. PACS 整合 HIS 和 RIS

PACS 是对医学影像进行数字化处理的综合系统。没有临床信息和影像报告的 PACS 仅仅是一个电子存储系统，无法根据疾病编码进行检索和查询；而 HIS 和 RIS 主要处理临床数据文本信息，从 HIS 和 RIS 中可直接获得文本资料可以避免病人的统计信息等数据在 PACS 和 HIS、RIS 中重复输入而引起信息的混乱。

3. 医学临床诊断整合 HIS、RIS 和 PACS

（1）医学临床诊断既需要 PACS 的图像信息，也使用 HIS、RIS 中临床数据，整合 HIS、RIS 与 PACS 可扩展数据共享的范围，要求彼此开放接口或系统内部架构。

（2）整合既需要 DICOM 标准通过各种管理服务类来简化 PACS 方面的问题，也应用 HL7 标准来简化 HIS、RIS 相应问题和通过 TC251 标准屏蔽网络硬件平台的差异性和操作系统与网络协议的异构性，DICOM、HL7 和 TC251 标准，有利于 HIS、RIS 和 PACS 整合及工作流的实现和对医学影像设备制造厂商的规范。

（二）实现整合

1. 整合的目标

（1）优化工作流程，共享医疗资源，提高工作效率和增加收入。

（2）实现 HIS、RIS 和 PACS 无缝链接构成完整的数字化医院信息系统，使各种医学影像设备可以通过网络互联，解决医学影像学环境中不同来源的设备和系统间兼容与通信问题。

（3）实现信息共享，实时传输数据和视频图像等高速多媒体信息流量，满足网络上的用户信息共享，使放射、临床医师能够综合利用影像与临床的图文信息，并与异地的影像专家共享信息，实现远程医疗。

（4）建立海量病人资料数据库，满足医疗、教学、科研、远程医疗等扩展功能，为病人提供个性化服务。

2. 整合遵循的原则

（1）标准化的原则。设备和接口遵从 DICOM3.0、HL7 和 TC251 标准，是整合 HIS、RIS 和 PACS 及其工作流程实现的基本条件。

（2）全面规划和模块化原则。为了保证医院图文信息交换及医疗服务范畴的扩展，从系统的功能、架构及响应等方面综合考虑、全面规划和模块化设计。

（3）以放射学科为中心的原则。因为它集中了医院中大部分的图像信息，通过链接放射学科工作中涉及的所有数字实现工作流整合，是数字化医院信息系统工作流的核心。

（4）先进性原则。系统应具有先进性，以期获得最佳的性能价格比。

（5）扩展性原则。系统的软硬件平台具有扩展性，以满足医院现有系统功能及资源扩展的需要。

（6）安全性原则。由于医疗信息属个人隐私，严格身份认证，杜绝非授权人员的侵入而导致失密。系统应具有容错能力以确保运行稳定。

3. 整合架构

（1）系统架构采用基于 Web 的多层体系架构 B/S 模式，其标准为欧洲标准制定组织（CEN）制定的医疗信息系统标准 TC251PRENV12967-1，由于多层系统架构的中间件平台可屏蔽网络硬件平台的差异性和操作系统与网络协议的异构性，B/S 架构只需用标准的浏览器（如 IE、Netscape 等）就可使用不同操作系统的各个终端在网络的任何节点与服务器交换信息，解决了 HIS、RIS 和 PACS 之间的连接、调度和跨平台等问题。

（2）系统采用 1GB（主干网）加 100 MB 交换式快速以太网（工作组网），网络标准为 TCP/IP，医学信息传输标准为 HL7，主干网提供医院内计算机主干通信服务，不仅能传输文字和视频影像、图形、话音等高速的信息流量，而且与 Internet 连接提供互联服务，实现远程医学信息传输。工作组网为协同工作的计算机的集合。该网络采用 ATM 技术，支持大规模并行通信架构，其网络传输速率可达 GB 范围，可高效、实时地发送大量的多媒体信息，能满足系统的需要。

（3）网络管理软件是基于简单网络管理协议协议，支持 HL7 和 DICOM 的标准。影像信息交换标准为 DICOM3.0，巨量数据的传递可通过 JPEG 格式数据压缩实现。

（4）系统的运行平台为 Windows Server 2012R2（服务器端）和 Windows7（客户端）。

（5）数据库为 SQL Server 2012&Oracle。

（6）操作系统为 Microsoft windows/Unix。

（7）软件配置管理工具 PVCS7.5。

（8）管理信息系统开发工具为 DelphiXE5。

（9）系统分析建模工具 Rational Rose2003。

4. 整合接口

医院信息平台是实现医疗监管和区域协同的基础，对内实现医院内部不同业务系统的统一集成、互联互通和信息整合，对外基于区域卫生信息平台实现跨机构医疗信息共享、医疗业务协同和医疗业务监管等功能扩展。

（1）实现医院内部各种业务的整合，包括 HIS、RIS、PACS 等系统的整合。

第一，HIS、RIS 和 PACS 系统之间和各医学影像设备之间的接口遵循 DICOM3.0 标准实现整合，支持 HL7、TC251 标准，实现医院内各科室之间的信息共享。

第二，HIS、RIS 和 PACS 系统之间的所有的数据交换都通过模块化接口予以实现，并可通过光缆模块实现 GB 以太网交换机间连接的主干通信网络。

第三，对符合 DICOM 数字接口的医学影像标准设备，将采集的图像信息通过 DICOM 网关和与 DICOM 接口设备连接的 PACS 服务器中的数据通信卡输入网络中，可以直接得到与原成像设备中一致的图像，保证了图像信息的无损采集。

第四，对于非数字接口标准的医学影像设备，在非标准设备和 PACS 之间，可接上数字接口板，并提供 DICOM 网关，通过 A/D 转换卡将采集的图像转换成 DICOM3.0 格式以形成物理网络，使非标准设备间的图像交互通过 DICOM3.0 接口构建平台，间接地连入符合 DICOM3.0 标准的网络中。

第五，HIS 接口。HIS 接口主要有四种：

首先，HIS 内数据导入接口，包括：

①科室支出数据，主要是各个仓库出库的数据，如制剂材料费、设备材料费等；

②科室收入数据，主要是住院收入、门诊收入；

③动态属性数据，主要是一些出院人数，出院病人占床日数、门诊人次、门诊挂号数等能够从 HIS 中直接提取的数据。以上数据都按固定格式通过写 SQL 查询出相应的数据，将此 SQL 语句配置给相应的数据项即可。

其次，HIS 外数据导入接口，包括：

①科室支出数据，主要是科室人员汇总的基本工资、住房公积金等；

②动态属性数据，主要是一些由人事科汇总上来的科室医生人数、护士人数等。以上数据都按固定格式，通过 Excel 或者 XML 导入。

再次，财务接口。按照医院财务信息系统的要求，提供视图，主动采集数据等方式，将 HIS 费用信息导入到医院财务系统中。

最后，合理用药接口。提供与第三方合理用药软件接口，用于实现门诊、住院医嘱开立时的药品监测校验等。

第六，排队叫号接口。提供本地视图，或者将格式化后的数据提供给排队叫号接口、显示患者队列信息，读取排队叫号接口的患者队列信息，提供医生站等需要队列信息的模块调用。

第七，LIS接口。

①检验申请，快速的化验单生成模块，只需要输入唯一标志病人的信息，然后输入医生的检验医嘱，确认后系统自动将该电子化检验申请单通知检验科相关科室。

②护士标签打印。护士站对已经申请但尚未采样的申请单打印成标签，用来贴在标本的容器外面，系统可以根据日期、标本号、打印标志、病历号、紧急程度等各项条件来打印不干胶标签。

③仪器数据接收。实时数据接收，安全可靠，先进的处理方式和成熟的经验，保证原始数据的完整性和可靠性。

④科室结果审核，系统对检验结果的自动核对。结果严重超界报警，避免人为的失误给医院带来的损失。

⑤科室结果查询，可以按病历号或病人其他信息，查询病人结果和历史记录，协助医师可以对病人的病情作出准确的诊断。

第八，PACS接口。

①支持与HIS、RIS系统进行标准接口（HL7）数据交换；

②可以采用专用接口（通过中间表或直接共享对方数据库的形式）实现与HIS、RIS的集成；

③支持纸制申请单或电子申请单两种方式；

④允许通过DICOM的方式直接共享PACS中的图像数据；

⑤提供图像显示控件，能够直接嵌入到医生工作站等应用软件中，方便调阅当前病人的相关图像及历史图像与诊断；

⑥经特殊授权的用户可以把图像以TIF、JPEG、AVI格式另存到本地介质。

第九，电子病历接口。

①与HIS接口，获取患者基本信息，科室信息，医嘱信息；

②与LIS接口，直接在电子病历系统中查看患者各种检验结果；

③与PACS接口，直接在电子病历系统中查看患者各种影像报告及影像图形；

④与临床路径接口，直接在电子病历系统中查看患者临床路径数据与差异信息；

⑤与移动护士站接口，移动护士站系统可以直接将数据录入到电子病历系统中，并可以实时进行查询；

⑥与移动医生站接口，可直接装入MCA（行动医疗助理）移动查房系统，可实时查看患者病历数据，并支持条形码，RFID（射频识别），摄像头等功能。

（2）实现医院对外业务的整合。实现医院对外应用的整合，提供统一的对外整合环境，重点包括与当地区域卫生信息平台、疾病直报信息系统、医保管理信息系统等外部信息系统与内部相关应用系统的整合。

第一，医疗保险接口。

①涉及保险类别，城镇职工基本医疗保险、城镇居民基本医疗保险、城镇职工工伤保险、城镇职工生育保险和农村合作医疗保险、五大类；

②医保对照，医保诊疗项目信息对照、医保药品项目信息对照、医保费用类别对照等医保中心项目同医院本地项目的对照管理；

③医保对账，结合当地医保特点，本地和医保中心账目进行核对；

④待遇计算，根据当地医保情况，采用动态库调用、数据交换、本地计算等方式将待遇计算无缝地嵌入到各个收费、退费等医保相关模块中。

第二，银联接口。①门诊收费、退费，可以直接调用银联接口实现收费、退费；

②住院预交金收、退，可以直接调用银联接口实现住院预交金收、退；

③住院结算、召回，可以直接调用银联接口实现补收、预交金返还；

④提供银联对账，系统银联金额日结。

第三，区域医疗协作的接口。区域卫生信息平台为各医院提供统一接口，涉及检验检查互认、双向转诊、健康档案等接口调用。其接口标准应符合区域卫生信息平台建设要求，建立统一技术标准、数据标准、接入标准，开发统一的平台接入部件；市级平台、医院采用统一平台数据库、中间件以及操作系统（含客户端操作系统），使各医院系统互联互通，资源共享。

5．整合数据

实现 HIS、RIS 和 PACS 的信息数据整合是数字化医院信息系统整合的关键。

（1）由 RIS 提供 DICOM 标准的设备工作列表（MWL），MWL 包括多个预约过程步骤（SPS）列表信息，每个 SPS 项包含多个病人预约数据和医疗数据（包括病人姓名/ID、过程日期/时间、过程编码和评定号等），当数据传入网络工作站时，该数据都将基于规则与MWL 进行匹配，显示相应的匹配结果以便能及时地纠正，MWL 的形成一般由信息登记工作站利用网络完成。

（2）采用 PACS 质量控制模块接收来自 HIS、RIS 和 PACS 中的病人信息基于事先设定的规则进行匹配和修改。将 HIS、RIS 中具有特定编号的病人信息（姓名、性别、年龄等），替代 PACS 中相同编号患者的 DICOM 字段信息，把 PACS 的图像存储与 HIS、RIS 数据统一到同一个数据库中，质量控制模块也可直接修改患者图像的 DICOM 字段信息，以保持整个系统中病人信息的一致性。

（3）如果 PACS 中没有质量控制模块，或者由于信息输入错误或者同一病人 RIS 信息对应多种影像学检查，并且成像设备不支持预约功能，那么，必须将来自 HIS、RIS 和 PACS 的同一病人信息手工进行关联匹配，匹配原则可定制。

（4）成像设备应具有相应的接口，支持获取符合 DICOM 标准的 MWL。成像设备执行过程步骤（MPPS）支持成像设备在检查过程中自动从 RIS 系统获取 MWL 中的信息对病人进行检查，并向 RIS、PACS 系统提供它执行的信息。

（5）在 HIS、RIS 与 PACS 的同一病人信息关联匹配后，则成像设备可直接获取 MWL 中的信息对病人进行检查，实现预约功能。

（6）如果成像设备不支持直接获取 MWL，则必须手工对整个放射科内进行各项检查的病人统一编号，以保持整个系统中病人信息的一致性。

（三）工作流的实现

第一，入院病人的信息登记到 HIS 中的病人记录单元中，医师通过 HIS 把预约请求通知 RIS。HIS 可自动检索、浏览 RIS、PACS 与病人号码对应的历次影像检查报告，系统在输入病人的基本信息后，会自动记录检查过程的相关信息，以形成病人的电子病历。

第二，RIS 接受 HIS 预约请求，根据放射科的实际情况填预约单，并对预约过程排序，然后把摄片指令下达给 PACS。

第三，当病人信息从 HIS 和 RIS 中传输到 PACS 时，PACS 系统可通过申请单、调度表等由影像设备实时获取、处理和存储 DICOM 图像。同时，设备从 RIS 系统自动得到 MWL 信息。

第四，成像设备基于 DICOM 标准把检查后形成图像和相关的 SPS 和 MPPS 信息传输到 PACS 图像存档库，并要求 PACS 在收到图像后发送存储确认信息，然后删除本机上的图像。

第五，MPPS 支持成像设备在检查过程中向 HIS、RIS 系统和 PACS 系统提供包括信息成像状态"开始"、"完成"和"中断"，以及其他信息，如过程编码、生成图像列表等。

第六，HIS、RIS、PACS 和各个成像设备在工作流程中必须保持患者检查信息的一致性（包括患者姓名、性别、出生日期、检查日期、检查部位、检查体位、影像设备类型等）。相关检查结果直接加入病人电子病历中，需要查阅时可以随时调出。对于危重病人的各种信息可以通过各种成像设备实时收集，显示在医师的工作站屏幕上，便于医师对病人的情况及时监控。对于曾有过影像检查的病人，检索调出既往保存的图像，和处理好的影像数据一块自动回传到诊断工作站。

（四）功能实现

HRPS 通过模块的接口和方法实现 HIS、RIS 和 PACS 整合，可在一个完整平台上实现系统管理功能、医疗管理功能、信息处理功能和通信功能，主要包含以下方面：

第一，系统管理功能。系统初始化，系统自检，数据库管理，数字实时显示，报告打印及发放，影像资料存储及其管理，满足新增设备接入网络。

第二，信息处理功能。数据功能包括采集、转换、分析、压缩、存储功能；影像功能包括采集、转换、处理、回放、存储等功能，如放大、缩小、亮度和对比度调节、图像的翻转及还原等。

第三，医疗管理功能。检查申请、预约登记和检查登记管理；图像检查、预约、登记、排序、查询与检索；图文影像报告书写、阅读、修改、编辑和统计分析。

第四，系统通信功能。各子系统和成像仪器组网，保证系统整体的信息流通；各联网终端依照用户访问权限管理，分级调用病人的各种图像及信息；与 Internet 联网，可进行远程会诊和学术交流。

（五）安全机制

随着医院的卫生业务对信息系统的依赖程度越来越强，信息化环境也日益恶劣，安全问题越来越突出。区域卫生信息平台和医院信息平台的可靠安全运行不仅关系到平台本身的运行，还关系其他业务部门相关系统的运行，因此在主机、网络、存储备份设备、系统软件、应用软件等部分应该具有极高的可靠性。安全体系的建设目标是支撑和保障区域卫生信息平台和医院信息平台的信息系统和业务的安全稳定运行，防止信息网络瘫痪、应用系统破坏、业务数据丢失、卫生信息泄密、有害信息传播、终端病毒感染、恶意渗透攻击等，以确保信息系统安全稳定运行，确保业务数据安全。

医院是为社会公众利益服务而设立和运营的，承担着为人民提供基本医疗服务和公共卫生服务的社会责任。医院信息平台属于为国计民生、经济建设等提供服务的信息系统，所涉及信息包括：病人的基本健康信息、病人的诊疗数据、卫生资源数据等，其服务范围为区域范围内的普通公民、医疗机构等。这些业务信息遭到破坏后，所侵害的客体是公民、法人和其他组织的合法权益，同时也侵害社会秩序和公共利益。

信息系统完整的安全体系包括四个层次：首先，物理级安全包括计算机安全、硬件安全等；其次，网络级安全主要包括链路冗余、防火墙等；再次，系统级安全包括数据备份，病毒防范等；最后，应用级安全包括统一身份认证，统一权限管理等。为了保证系统全天候安全可靠运行，可采取以下安全措施：

1. 物理安全防护

资产所处的物理环境的安全。物理安全是计算机与网络的设备硬件自身的安全和信息系统硬件的稳定性运行状态。虽然物理安全在信息安全控制中相对简单容易理解，但物理安全往往是内部人员恶意入侵的攻击链中很重要的一个起始环节，是内部安全控制中不可或缺的重要方面之一。物理安全防护主要包含物理位置的选择、物理访问控制、防盗窃和防破坏、防火、防水和防潮、防静电、防雷击、温湿度控制、电力供应、电磁防护等内容。

2. 系统安全防护

（1）系统漏洞管理。系统漏洞管理重点在于 IT 资产的发现和管理、漏洞评估、补救管理和策略评估结果。必须做到能发现资产并评估资产的重要性，并且能够前瞻性地处理和识别漏洞，并实施基于资产的补救措施，评估并报告安全策略的符合性。

（2）系统安全保护。系统安全保护重点在于通过附加于被保护系统之上的安全软件或补丁程序，对系统已知及未知的弱点进行保护，对病毒、木马等恶意程序进行防范。当由于某些关键系统之上应用软件兼容性或变更管理的原因导致无法应用补丁程序的时候，也需要考虑对关键系统的安全保障措施。

（3）身份鉴别和安全审计。对登录系统的用户进行身份标识和鉴别，并且其身份标识应具有不易被冒用的特点。还应做到以下方面：登录失败时，可采取结束会话、限制非法登录次数和自动退出等措施；同时应该对系统操作进行审计，内容包括重要用户行为、系统资源的异常使用和重要系统命令的使用等系统内重要的安全相关事件；审计记录应包括事件的日期、时间、类型、客体标识、主体标识和结果等；应保护审计记录，避免受到未预期的删除、修改或覆盖等。

3. 网络安全防护

（1）网络基础架构安全。网络基础架构安全部分包括网络结构的设计和容量，网络设备和关键设施的安全保护和使用审计等。网络结构设计和容量考虑主要应对网络按照重要性进行合理分区，并且确保关键网络设备的业务处理能力具备冗余空间，满足业务高峰期需要，以及保证接入网络和核心网络的带宽满足业务高峰期需要。网络设备安全主要应考虑对网络设备访问的安全性控制以及网络设备本身的安全，如及时发现网络设备存在的安全漏洞，并且防范攻击等。尤其是当网络中存在无线接入设备的时候，一定要对无线接入

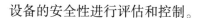

设备的安全性进行评估和控制。

（2）网络安全控制。网络安全控制部分包括网络访问控制，网络入侵防御等主要控制措施，即首先保证网络访问行为合理可控，然后再对网络中的一些非法行为进行识别和阻拦。网络访问行为合理可控包括：能够根据用户、网络会话状态对通过网络对资源的访问行为进行明确的允许和拒绝；能够对内部用户未经允许私自连接到外部网络的行为进行识别等。能够对内部服务器和计算机由于感染蠕虫或被种植木马后门程序而导致的向外非法连接进行识别和阻断。网络非法行为识别和阻拦包括针对网络和系统的木马攻击、拒绝服务攻击、入侵行为等进行识别和拦截，保障业务的安全稳定运行。根据采用的协议、网络地址和其他准则通过防火墙对数据包进行过滤，可阻挡可疑数据包，以保证系统联网的安全性。

4. 应用安全防护

信息平台应用级安全包括统一身份认证、统一权限管理等，其中包括：系统软件和应用软件应具有访问控制功能，包括用户登录访问控制、角色权限控制、目录级安全控制、文件属性安全控制等；系统软件（包括操作系统、数据库等）和应用软件等应定期进行完全备份，系统软件配置修改和应用软件的修改应及时备份，并做好相应的记录文档；应用软件的开发应有完整的技术文档，源代码应有详尽的注释；及时了解系统软件和应用软件厂家公布的软件漏洞并进行更新修正；使用基于 PKI-CA（公钥基础设施—认证中心认证）体系的数字证书实现各业务应用系统的用户身份验证、数字签名等功能。

信息平台应用安全体系的架构分为三个部分：身份认证基础设施、应用安全管理系统和应用安全中间件。身份认证基础设施是整个系统的基础，平台整合了数字证书、用户密码模式、动态口令卡、手机动态密码、指纹等多种身份认证模式，并支持接入各地的数字证书认证中心（CA）机构。应用安全管理平台是基于多种身份认证模式对涉及医疗卫生安全要素的统一管理，要包括统一身份管理，医疗卫生角色管理，卫生信息资源管理，医疗卫生授权管理等。应用安全中间件是基于身份认证基础设施和应用安全管理平台，将医疗卫生安全应用以独立中间件服务的方式提供给医院，社区等医疗卫生信息系统使用，从而完成统一的电子健康信息网络安全应用平台的构建，这些中间件主要包括关于身份认证服务的中间件，关于数据安全服务的中间件，关于医疗行为审计服务的中间件。

（1）统一身份认证。数字证书认证中心主要负责产生、分配并管理所有参与网上交易的个体所需的身份认证数字证书。每一个数字证书都与上一级的数字签名相关联，最终通过一个安全链追溯到一个已知的并被广泛认为安全、权威、足以信赖的机构。电子交易的各方都必须拥有合法的身份，即由 CA 中心签发的数字证书，在交易的各个环节，交易的各方都需检验对方数字证书的有效性，从而解决用户的信任问题。本系统可直接利用卫生部通过的数字认证服务中心已有的 CA 中心的资源，方便地实现区域卫生网络系统统一的身份管理与授权管理。

（2）数字签名的应用。在信息平台建设过程中涉及电子健康档案和电子病历的传输和共享，因此需要采用电子签名技术来保证电子健康档案系统的安全性和不可抵赖性。通过区域卫生平台，医院的医生可通过调用身份认证（可采用数字证书或指纹模式），数字签名，数据加密等服务将电子病历上载到卫生数据中心中共享，卫生数据中心可对电子病历信息资源共享的机制进行设置与管理，其他医院医生则通过调用身份认证（可采用数字证书或指纹模式），访问控制，数据解密等服务对电子病历进行调阅，病人也可通过卫生服务网站调用身份认证（可采用手机动态密码方式），访问控制，数据解密等服务对自己的电子病历进行远程查询，从而实现区域内电子病历的安全共享和访问，为电子病历法律化奠定技术基础。

（3）采用 PKI 加密。信息平台采用加密技术来保护敏感信息的传输，保证信息传输中的安全性。在一个加密系统中，信息使用加密密钥加密后，得到的密文传送给接收方，接收方使用解密密钥对密文解密得到原文。目前主要有两种加密体系：秘密密钥加密和公开密钥加密。

（4）权限管理。为了保证电子健康信息共享的同时实现对居民隐私的保护，平台必须对电子健康信息提供权限管理机制。电子健康信息的权限管理根据医生、管理者、市民等不同的角色进行权限管理，权限管理按等级实现个人级、文件类别级、文件级和市民自定义保护级四级保护机制。各终端分别设立用户密码和管理员密码，验证用户身份、限定使用者访问数据库的授权，阻止非授权人员的侵入。

5. 数据安全防护

在数据安全层面，主要需要考虑数据丢失和数据泄露两个方面的威胁。数据丢失防范主要依靠数据备份等机制完成，采用硬盘、光盘双重集成存储体系，同一数据异地保存，即采用独立式集合型 IDE（集成开发环境）硬盘系统或者 RAID，用于长期在线存储、多用户实时资源共享；又采用 CD-R 和 DVD 光盘永久备份存档和脱机存储，发挥两种介质的各自作用和集成优势。制订数据库系统备份和恢复方案，服务器存储采用双服务器热机备份，配置两台光纤交换机、光纤磁盘阵列和扩展单元。设置硬盘恢复模块和灾难防护措施，在网络中心配备多个备份服务器，定期备份数据和资料，当主机崩溃时，可以迅速无损恢复硬盘所存的文件数据。医院信息平台应采用专业的备份软件为整个网络中的服务器和工作站提供高速、可靠的备份和恢复能力。

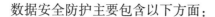

数据安全防护主要包含以下方面：

（1）设备控制。对接入计算机的各类外置设备进行控制，防止机密信息通过这类外接设备发生泄露；针对网络打印机、U盘等各类高危外设的使用进行审计并记录；一旦发现非法使用，可以第一时间阻断数据泄露行为。

（2）防信息泄露。防信息泄露技术通过对安全域内部敏感信息输出的各种方式进行控制，目的是为了防止安全域内部敏感信息被有意或无意外露。资料分级保密，重要数据加密存放；设置数据库安全保护机制，重要数据库表设置校验字段，以防被非法修改。发送网络传输数据包时，采用加密传送，客户端接受软件进行解密接收，以防止数据包被非法截取。通过部署防信息泄露类技术在所有的客户端实现数据保护，并完成统一管理；通过数据保护客户端对用户的网络行为进行检测，阻断数据泄露行为；通过数据保护客户端对具体应用进行检测，阻断数据泄露行为；通过客户端程序，有效的审计各类数据调用行为，并记录全部用户行为。

（3）磁盘和数据加密。包括文件加密、整盘加密以及移动介质加密等。文件加密类技术用于防御攻击者窃取存储于文件中的数据，目的是保障文件中存储数据的安全。整盘加密类技术通过对整盘数据进行整体加密来实现数据保密，目的是在数据整盘存储层面保障数据安全。移动介质加密类技术通过对U盘等移动介质进行加密处理，防止意外丢失造成的数据泄露。通过以上技术手段，对移动终端和笔记本电脑的磁盘进行加密，保证移动数据终端的全面安全。

6. 安全管理防护

（1）安全管理制度。医院应建立电子病历等医疗数据信息安全保密制度，设定医务人员和有关管理人员调阅、复制、打印电子病历的相应权限，建立电子病历使用日志，记录使用人员、操作时间和内容。未经授权，任何单位和个人不得擅自调阅、复制电子病历。与此同时，建立、健全电子病历使用的相关制度和规程，包括人员操作、系统维护和变更的管理流程，出现系统故障时的应急预案等。

（2）安全管理机构。根据基本要求设置安全管理机构的组织形式和运作方式，明确岗位职责；建立授权与审批制度；建立内外部沟通合作渠道；设置安全管理岗位，设立系统管理员、网络管理员、安全管理员等岗位，根据要求进行人员配备，配备专职安全员；定期进行全面安全检查，特别是系统日常运行、系统漏洞和数据备份等。

（3）人员安全管理。根据基本要求制定人员录用、离岗、考核、培训多个方面的规定，并严格执行；规定外部人员访问流程，并严格执行。

（4）系统建设管理。根据基本要求制定系统建设管理制度，包括：系统定级、安全方案设计、产品采购和使用、自行软件开发、外包软件开发、工程实施、测试验收、系统交付、安全服务商选择等方面。从工程实施的前、中、后三个方面，从初始定级设计到验收评测完整的工程周期角度进行系统建设管理。

（5）系统运行维护管理。根据基本要求进行信息系统日常运行维护管理，利用管理制度以及安全管理中心进行，包括：环境管理、资产管理、设备管理、介质管理、网络安全管理、系统安全管理、恶意代码防范管理、密码管理、变更管理、备份与恢复管理、安全事件处置、应急预案管理等，使系统始终处于相应等级安全状态中，从而确保业务连续性。

（六）测试工作流

测试是保证系统运行成功的有效手段。测试不仅能够发现和纠正系统的错误，还能客观评价系统的性能。具体流程包含以下方面：

第一，系统单元测试，根据每个单元的特点，对系统 B/S 架构进行测试；对 HIS、RIS 和 PACS 系统单元的设备互操作接口进行测试；对系统防火墙进行模拟攻击测试；对数据库安全机制和数据工作流程进行测试。

第二，单元测试完成后，对 RIS 和 HIS 分单元综合测试；对 RIS 和 PACS 分单元综合测试。

第三，分单元测试完成后，可对 HIS、RIS 和 PACS 整个系统进行综合测试。

第四，按照系统测试工作流程对系统单元测试、分单元测试和整个系统综合测试，对错误信息及时分析，修正后重新输入再测试，多次调试直至确保系统稳定运行。

（七）质量评估审核

数字化现代医院信息管理的质量评价，可从 IT 应用效果和社会效益两个层面进行评估。

1. IT 应用效果评估

（1）应用效果以应用医院信息系统前后的量化指标为依据，工作效率从加快信息传递速度、减少手工作业环节、节约操作时间等方面的量化数据来评价。

（2）医疗质量从严格规范业务流程、医疗文书、基础医疗工作等方面的量化数据来评价。

（3）系统是否运行平稳、顺畅、安全，各子系统的应用效果是否达到功能要求，是否实现了数据共享。软件功能在医疗、教学、科研和管理等方面是否发挥了重要作用，分析评价资料是否齐全。

（4）各项信息录入、处理、传输、存储、输出等过程是否准确、规范、可靠、完整、系统、安全。

（5）软件支持的计算机管理功能是否得到了充分的发挥，是否废止了手工信息处理方式。

（6）软件系统的功能是否符合医院信息系统功能建设要求。

（7）医院各级领导是否都能熟练操作使用相关软件，特别是主管院长对整个系统的流程是否熟悉，对医院信息系统的统计数据是否充分利用。

（8）医、药、护、技、管人员是否都能熟练使用本部门应用软件，掌握相关软件各项功能，熟悉本软件有关的工作流程，掌握一般错误的处理方法。

（9）各种重要系统管理，是否都建立了明确的操作规程；有严格的数据备份制度、措施和手段，能保证任何情况下数据不丢失。

2．社会效益评估

（1）在医院内部设有对公众的信息查询系统，包含信息公示内容（药品价格公示、服务项目费用等），接受社会公众的监督。

（2）逐步实现手术视频，在抢救手术中能让患者家属看到手术过程，缓解患者家属的焦急心理。

（3）建议实现实名就诊，实现多种支付方式结合（如医保、银行等结合方式），实现"一卡通"。

（4）体现区域内资源共享的目标，主要是大型昂贵的高科技现代化医疗设备在区域内的共享，提高大型设备利用率，实现高端服务资源在区域内的可及性。

（5）体现出与大众互动功能，接受百姓的考核与评价，体现出"以病人为中心"的理念。

第二章 现代医院档案管理及其信息化

第一节 现代医院档案管理与信息化

一、现代医院档案管理概述

"医院档案是指医院在行政后勤事务管理、医疗、教学、科研、预防保健等工作中形成的、具有保存价值的各种形式和载体的历史记录"[①]，它是医院领导决策的依据、工作考查的凭证，是医院管理创新、技术创新和提高竞争力的一种重要智力资源，也是医院文化和医疗卫生档案的重要组成部分。因此，医院档案管理工作已成为必不可少的具有较强专业性的重要工作。

档案一般而言是一种文字（影像）性的资料记录，它的作用主要包含在三个方面：①档案是对历史的一种记录传承。档案的重要性主要体现在它是对历史的一种记录传承，通过各式各样的档案材料，让历史发生的事情得以保存，并被后代所知晓，这是档案最基本的功能。②档案发挥着历史借鉴的作用。档案是对历史的一种记载，在社会发展的过程中，人们可以通过查阅历史档案，了解过去，也可以从过去的点点滴滴之中，吸取历史发展的经验，这是档案的作用和价值所在。③档案有助于系统组织的科学发展。档案有历史借鉴的作用，因此，档案的另一个作用就是促进系统组织的科学发展，辅助并促进系统组织的生产经营和管理的规范化。

（一）医院档案管理的内容

第一，收集。收集是档案工作的起点，是开展其他业务活动的前提和确保，是归档文件完整齐全的关键，同时又是各级档案部门接收和积累档案的主要手段和实现档案集中统

[①] 宋书娟，余艳，贾丽娜. 医院档案管理与信息化建设 [M]. 长春：吉林人民出版社，2020：1.

一管理的首要途径，主要包括按期接收常规归档文件和收集未及时归档的零散文件两方面内容。为使收集工作顺利进行，收集前应厘清医院机构设置及各处科室的隶属关系，制定《档案收集整理归档制度》《文件材料归档范围和档案保管期限表》《归档文件材料管理及考核规定》等规章制度。明确归档范围、归档时间、要求和程序，使处理完毕具有保存价值的文件，顺利完整地逐级移交直至归档。在归档工作中，为使档案完整，档案工作人员不仅需要关注文件归档的结果，更重要的是关注和参与文件的形成、运行和立卷归档的全过程。

第二，整理。整理是档案工作的中心环节，是指按照一定的规定，对档案进行区分全宗、分类、立卷、编制案卷目录等一系列的活动。这项工作的目的是建立档案实体的管理秩序，为档案鉴定、保管检索、利用、编研等工作奠定基础。

第三，检索。档案检索工作是档案部门根据利用需求编制检索工具，建立检索体系，并帮助用户查找档案的活动。它属于一项档案信息资源开发的工作，目的是为档案的提供利用创造先决条件。

第四，利用。提供利用工作是档案部门以馆藏档案资源为基础，根据单位和社会的需求，通过一定的渠道和方法，向用户提供各种形式和内容的档案信息的活动。提供利用工作是发挥档案作用的主要环节，也是档案工作服务性的集中体现。

第五，统计。档案登记是对档案管理活动中所有重要的事实、行为和数据进行随时记录的工作。档案统计是运用专门的统计技术和方法，对档案工作中的现象、状态、程度等进行量的描述与分析的工作。这两项工作是对档案管理过程及状况进行记录、检查和反馈的手段，其目的是为不断完善管理、提供真实的数据和资料。

第六，编研。档案编研工作是以室藏档案为基础，根据利用需求对档案信息进行研究和加工，编辑各种类型的档案出版物的活动，它是档案信息开发的一种重要方式。编研工作能够充分地发挥室藏优势，有效地保护档案原件和传播档案信息，实现档案信息资源共享。编研工作的内容有：编辑档案史料、现行文件汇编、档案文摘汇编、档案参考资料和编史修志等。现行文件汇编的类型有：法规文件、重要文件、发文和会议文件汇编等。档案参考资料：大事记、组织沿革、专题概要、统计数字汇集、会议简介等。

（二）医院档案管理的要求

医院档案门类较多，尤其是繁忙的医疗业务活动，需要保留大量的业务归档材料，必须依据有关法律、法规及各项规章制度的规定，通过合法手段和方式，对符合规定要求的档案资料、各种形式的文件载体进行规范化、合理化、科学化的管理。

第一，档案内容合法。医院档案管理最终用于信息的查询、借鉴、沟通和交流，其内容必须真实可靠、符合国家各项法律法规的规定，减少各种违法、违规现象的发生。

第二，管理模式合法。医院档案管理从归纳到储存，从积累到查询等各个环节和步骤的模式各有不同，必须严格遵守《中华人民共和国档案法》等法律、法规的各项规定，并制定一系列的规章制度加以制约，以保证档案管理的合法性。

第三，管理程序合法。按照法定程序，把好档案管理从收集信息、资料储存等整个过程的质量关，掌握科学性、可行性，注重依法审查、检验、记录和交接，有的放矢做好收集、归纳，依法记录、整理、收藏，严防遗失。

医院档案必须依法管理。也就是说，在法律允许的情况下，对医疗、行政等资料文件和各种信息的进行归纳、整理及控制。在医院档案管理各个程序上，要建立完备的管理体系。实现医院档案管理公开化、社会化、法制化，杜绝违法现象、违法行为的产生。对于机密、秘密、绝密级的档案，要严格管理使用权限，不能违法公开、任意传播，更不能利用所掌管的机密、秘密、绝密级的档案为单位或个人牟取非法利益。

（三）医院档案管理的流程

第一，收集。收集包括按时接收各科室归档的文件；收集未及时归档的零散文件；接收临时和撤销机构档案以及征集历史档案。

第二，整理。整理即全宗内档案分类、立卷、案卷的排列和编号、编制案卷目录等内容。

第三，鉴定。鉴定即制定鉴定档案价值的统一标准及各种类型的档案保管期限表；分析档案的价值，划定档案的保管期限；拣出无保存价值和保管期限满的档案予以销毁以及一系列鉴定组织工作。

第四，保管。保管即建立库房管理秩序，档案流动中的维护和保护，档案实体的安全与防护，档案保护的专门措施，如复制修补等。

第五，检索。检索即编制档案检索工具，建立手工和计算机档案检索体系，帮助利用者查找档案。

第六，编研。编研即编写参考资料，汇编档案文件，参与编史修志，撰写论文、专著和开发档案科研。

第七，提供利用。提供利用即档案阅读服务，档案外借服务，档案展览，制作档案复制本，制发档案证明，档案咨询，网络提供利用等。

第八，登记和统计。登记和统计即档案收进、移出、销毁、实存业务管理；档案的归档率、完整率、准确率等开发利用；借阅量、查全率、利用率、利用效果等工作条件；人员配备、人员素质、库房面积、设备配置等。

（四）医院档案管理的途径

医院档案管理目标是档案收集及时化、档案管理标准化、档案存储数字化、档案利用网络化。因此，人员、制度、模式、开发、利用等是医院档案管理的关键环节和有效途径。

1. 提高医院档案管理者素质

医院档案管理不仅是医院档案管理部门的工作，也是全院各部门的责任和义务。医院应大力宣传医院档案管理的重要性，提高医院领导干部的档案管理意识，采用多种途径培训档案管理人员，提高档案管理业务和知识水平，增强档案职业的荣誉感和责任感，以各项法律、法规指导医院档案管理工作。同时，医院应创造严格执法、依法工作的良好氛围，提高医务人员的法律意识，加强病案质量监控和病案书写规范化培训，落实病案书写规章制度，使更多的医务人员自觉参与到档案现代化管理工作中来，重视对诊疗过程中能够证明医疗行为必要性、合理性、安全性档案资料的收集，保存好使用器械、药品的说明书、质保书、安全性资料，分类存档，以便取证。特别是重视收集视听资料的证据，医院应将诊疗过程中所形成的视听资料与其他病案资料一起同时归档，增强自我维权的功能。对业务过硬、责任心强、敢于同违法违纪行为做斗争的管理人员给予奖励，坚决淘汰那些素质较低、缺乏责任感和进取心的人，更好地履行依法管理医院档案的职责和义务。

2. 加强医院档案规范化建设

医院应成立医院综合档案管理机构，制定科学、完整、系统的管理制度、质量标准和工作程序统一档案管理标准，改进档案管理的方法，完善医院档案管理制度。对医院产生的全部档案实行档案集中管理，对医疗安全和病历安全有较大影响的诊疗护理方法、制度和措施进行修改补充、完善，制定实施细则和具体的操作程序、规程等，保证档案的完整、准确、系统和安全。建立相应的考核制度，逐级严格把关，责任到人，将医院档案管理纳入科室管理责任书之中，与医疗业务同步考核评价，将档案管理工作与职能部门、科室负责人业绩考核奖惩挂钩，明确职能部门和科室档案工作的管理责任，从思想、组织、人员、设备等方面保证档案的综合管理，促进档案管理系统化、规范化和现代化，充分发挥档案的整体功能。建立医院档案管理的监督机构，由专人负责医院档案管理工作的监督，明确监督的职责，规范依法监督的程序和方法，切实做到有法可依执法必严、违法必究。

3. 建立档案管理的创新模式

先进科技手段的广泛应用，对医院档案管理提出了新的内涵。医院职能部门、科室基本配备计算机，具备医院档案现代化管理的硬件。充分利用网络技术，进一步完善优化医院档案信息网络化系统，已成为医院档案信息管理工作适应新形势、加快发展的关键。因此，要依托计算机信息管理技术与网络技术，坚持以掌握新时期计算机信息管理与传统档案管理知识相结合，遵循符合档案管理相关标准，具备一定灵活性，能够满足新的需求，提供灵活的检索途径和方式、档案数据便于掌握和易于操作的原则，选择准确的医院档案管理软件，充分利用计算机、互联网等先进的手段，实现医院档案管理向网络化、数字化转变，不断提高医院管理现代化水平。

4. 重视档案的开发利用工作

医院经营管理过程中形成的文件、方案、决议、实施效果，或招标方法、标书、协议、合同等，真实地反映医院的建设发展，是很有价值的归档材料。坚持要求档案管理人员树立强烈的服务意识，拓展归档范围，多途径、多渠道地开发档案信息资源，特别是做好医院档案的鉴定工作，甄别档案的保存价值，挑选有价值的档案继续保存，剔除已经失去保存价值的档案予以销毁，积极为临床医疗和医学科研工作服务。切实加强与医院职能部门和科室之间的联系，重视有关医疗政策法规文件的收集归档，及时汇编成册，保证快速准确地利用。在医院网站上公布档案信息，提供多层面的信息，实现档案信息资源的共享，以满足医疗、教学和科研工作的需求，提高档案的利用率。

医院档案管理是一项政治性、管理性、服务性、长期性较强的工作。准确把握新时期医院建设发展的特点，加强医院档案管理，通过合法手段和方式，对符合规定要求的档案资料，各种形式的文件载体进行规范化、合理化、科学化的管理，是医院档案实行现代化管理的根本任务，也是提高医院经营管理水平的有效途径。

（五）医院档案管理水平的提高

医院是保障我国公民健康的重要的医疗机构，在我国医院承担着一定的社会责任，积极发扬"救死扶伤"的医疗宗旨，是每家医院必须履行的职责和义务，医院档案管理工作可以从以下方面去入手：

1. 提升医疗档案的思想重视度

医疗档案属于档案的一种类型，但是它对于医疗工作具有重要的作用和价值，究其原因，主要是由于以下因素所造成的：一方面它记录着每位患者的医疗诊治过程，例如，患者每个阶段的用药、治疗方式、注意事项等，在现代社会医患关系敏感时期，医疗档案能够作为一种历史客观的记录，深刻的反应；另一方面它记录着每位患者患病各阶段的表现，经过治疗过后的症状等，是第一手医疗资料，所以医疗档案对医疗卫生工作所发挥出的作用可以用四个字来概括，即是"传承创新"。

传承以往在病患治疗过程中的经验，创新则主要表现为对以往医疗成效的一种总结，让这些以往的医疗成果或经验能够得到深刻的思考和反思，从而能够更好地服务现在的病患，更好地提升自我的医疗水平，更好地服务现代医院的快速发展。因此，作为医务工作者必须要高度重视医疗档案，它不仅能够提供成功的医疗方案借鉴，更能够拓展医疗的视野，为提高医疗水平发挥重要的作用。所以医疗机构的各级管理者应该高度重视医疗档案的重要性，将其作为医院管理的重要工作之一，与医院的中心管理工作一起去抓，齐统筹，齐协调。

2. 切实提高医疗档案管理水平

如何切实提高医疗档案的管理水平，是摆在现代诸多医院面前共同面临的难题。如何提升医疗档案的管理水平，一是要提升关于医疗档案管理的思想重视程度。只有思想重视，医疗工作才能上新台阶；二是改变传统的医疗档案管理工作。现阶段在很多医院医疗档案的管理依然停留在单机联网的阶段，在翻阅医疗卫生档案的过程中，依然存在着诸多困境。例如，查阅资料比较烦琐，信息检索困难等，这些都严重影响了医疗档案的作用和效力。因此，结合这种现状，可以从以下方面去入手：一是加强互联网系统联网建设。现代医疗工作已经不再是单一某一家医院的工作，在医疗档案建设的过程中要积极发挥联网的作用。例如，同一区域医院的治疗档案联网机制，让医疗档案实现资源互补。二是加强医疗档案的分类联网。卫生医疗是一项系统性的工程，它涉及诸多方面，所以在进行医疗卫生档案管理的过程中，实施医疗卫生档案的分类联网具有重要的作用。例如，将各个医院对肺气肿病状的治疗方法进行联网，这样不仅可以极大地为现在的病患治疗提供借鉴参考，还能够有力地发挥医疗档案的作用和效果。

3. 完善档案管理人力资源建设

医疗档案的管理工作需要人力资源建设作为支撑，如何提高医疗档案管理工作的效力，关键可以从以下方面着手：

（1）加强对建设医疗档案管理专业人才的重视度，在现实过程中，很多医院认为医疗档案管理专业人才可有可无，在这种错误的思想意识影响之下，医疗档案管理工作必然会停滞不前，所以，先在思想重视层面，要加强关于医疗档案管理人才的思想重视度，只有提高这方面的思想认识程度，才能更好地开展相关性的工作。

（2）加强宣传培训力度。在现实的过程中，医院中的每位医务工作者其实都是一名档案管理员，所以作为医院要加强档案管理人力资源的建设，必须要从全员入手，强化宣传的力度，通过橱窗、宣传栏、网站等渠道，让医疗档案管理的规范知识、作业流程和操作方法，深入到每位医务工作者的思想深处中，让他们真正地认识到该如何去做，怎样去做，才能让自己的工作更加符合规范，更好地做好医疗档案工作。

（3）不定期加强培训管理工作，切实开展培训活动，让广大医务工作者真正知道该如何去操作，怎样去操作，这样才能提升医疗卫生档案管理工作的效力和水平。随着社会的快速发展，尤其是大众对于医疗卫生事业的关注度不断提高，对于现代医院而言，面临着更多机遇和挑战。

（六）医院档案归档范围与保管

1. 医院档案的归档范围

（1）立卷归档范围。综合性医院档案，按其来源主要分为两部分：一是上级来文；二是医院在日常管理和业务工作中形成的有保存价值的材料；按其种类可分为六大类：文书档案、人事档案、科技档案、会计档案、声像档案、实物档案。

第一，文书档案。

一是综合类。综合类指医院党、政、工、团，包括纪检、人事、保卫部门及临时机构形成的具有保存价值的文件材料。

二是创建文明单位类。根据各地政府的要求，开展了一系列创建文明单位活动，形成了一系列文明单位档案，这主要包括：文明单位创建规划、组织领导、行政经济建设、创建活动情况和实绩材料、单位状况及获得的各项先进荣誉证书等。

三是医疗技术类。医疗技术类主要包括：医疗技术的法令标准及各项规章制度；医疗计划、总结；处方印模章；各类报表和统计分析资料（包括计算机盘片）；医疗技术常规、操作规程、质量标准等文件；医疗质量调查和监督检查中形成的材料；突发事件、传染病暴发流行抢救工作纪事、照片、录像、总结等文件材料；医疗事故或医疗纠纷的来信来访调查分析，事故鉴定书和处理意见；新疗法、新技术的鉴定及实施中形成的文件材料；名老中医的临床经验总结、医案原稿、中药熬制等；传统的药物标本、成分、配方、工艺等材料；制剂处方单、质量检验报告、药检证书及制剂配剂的有关材料；住院及门诊病历和各种检查的申请单、报告单、登记本以及病理切片、照片、图纸、X光片等（单独存放保管）；医疗单位开展医疗合作形成的协议书合同、聘书等；地方病、职业病及肿瘤、心血管病等疾病防治的专题材料。

四是宣传教育类。宣传教育类包括：本单位编制的文稿、美术、摄影作品、音像磁带；社会医学调查研究、专题调查研究、效果评价材料；卫生宣传、健康教育活动中形成的有保存价值的材料。

五是业务培训类。业务培训类包括：业务培训计划（经费预算）、总结、通知、教育内容、课程安排、名单、学习成绩等全套材料。

第二，人事档案。人事档案主要是合同制工人档案，由于合同制工人各自的经历不尽相同，因此它所包括的内容十分丰富，主要包括十大类：

①履历材料；

②自传材料；

③鉴定、考核、考察材料；

④学历和评聘专业技术职务材料；

⑤政审材料；

⑥党团材料；

⑦奖励材料；

⑧处分材料；

⑨工资、职务、待遇等材料；

⑩其他材料。

第三，科技档案。

一是专业技术人员档案：医院各级医疗医技、护理、财会等专业技术人员均建立个人技术档案，其内容包括：

①个人的基本情况；

②学历材料、学位证书及学历证明；

③参加专业技术培训的证书（结业证）及外出进修学习的鉴定等材料；

④专业技术职务晋升聘任材料，聘书（任命书）等；

⑤历次业务技术考试、考核内容及成绩；

⑥科研成果及发表论文（获奖等级）等材料；

⑦重大技术事故差错的有关记录、处分等。

二是基建档案：包括工程的勘探测绘、设计、施工、竣工验收和工程创优的全过程形成的各种材料。

三是设备档案：医院购置的各种设备仪器图纸，含设备购置、安装调试、运行、维护修理和设备管理全过程的各种文件材料。

第四，会计档案。会计档案即医院在经济活动中形成的记录和反映经济业务的会计报表、会计凭证、会计账簿（册）、预算和主要的经济合同等会计核算专业材料。

第五，声像档案。声像档案即医院工作活动所形成的照片、录音带、录像带、幻灯片。

第六，实物档案。实物档案主要包括：

①印章，主要是机构变更后医院党政及部门、科室的印章；

②历年来医院获得的全国、省、市各项先进荣誉证书、奖品、奖状、锦旗。

（2）编目整理方法。为了做好医院档案材料收集整理工作，档案人员应根据工作原则，建立科学的分类方案，保证档案材料的齐全完整，在分类编目上根据工作实践可采用以下方法：

第一，文书档案按年度问题进行分类立卷。案卷排列：先永久、再长期、后短期，一年内案卷号不重复。案卷目录一年一个号，第一年为"1"，依次类推。

第二，文明单位档案台账资料根据有关部门要求主要是以盒装形式，按收集整理的五项资料顺序，分为五个大类，按顺序依次进行排列、编号。

第三，合同制工人档案主要是按姓氏笔画排列为"1、2、3…"依次类推，然后将每一姓氏作为一小单元，按顺序排列为"1—1、1—2…""2—1、2—2…"依次类推，每一姓氏无重复号。这样亦可避免那些只按姓氏笔画依次排列，不分单元而出现的空号或重复号。

第四，科技档案采取科技档案管理的排列方法。

第五，会计档案按"年度—形式—保管期限"的流水编号方法编制，A—凭证，B—账册，C—报表。

第六，声像档案统一登记，按大流水号编号。

第七，实物档案按年度编制一盒一个案卷目录号。

2. 医院档案的保管期限

（1）管理类。

第一，党群管理类。

一是档案保管期限永久类。档案保管期限永久类包括：党支部年度工作计划、总结；党支部会议记录、纪要；表彰优秀党组织、优秀党员的相关文件；党的组织建设、发展计划、干部任免、支部选举、支部委员分工的请示、批复；发展党员、党员转正材料；对本单位违反纪律的党员干部处理报告、申请、批复；上级关于本单位纪检监察审计的决定、通知、结论等；各时期重要事件及活动开展方案、情况报告；工会、职代会成立的通知、议程、述职报告、评议、换届选举、会议记录；领导职务任免的请示、批复、报告等；本单位召开职代会的会议议程、记录、决议、讲话；工会会费收支财务报表；工会会员名册、年度统计表；团员名册、组织关系介绍信及存根、批准加入团组织的考察材料、团员年度统计表等。

二是档案管理期限30年类。档案管理期限30年类包括：民主生活会记录、支部工作手册；领导班子及成员执行党风廉政建设责任制总结、测评、统计材料等；职工福利、女工保护、争议等相关文件材料；团支部工作安排、总结、会议记录、改选、任命通知；上级关于共青团工作的通知、规定、办法等。

三是档案保管期限10年类。档案保管期限10年类包括：党支部半年工作计划、总结；党费缴纳收据存根；党风廉政建设、治理商业贿赂、医风医德建设、政治思想工作和精神文明建设、民主评议的计划、考核内容通知、意见、自查报告、总结等；党小组工作计划、总结；党支部专题宣传工作计划、总结、通知；上级关于宣传工作的文件材料；工会会费收据、会员转移关系介绍信及存根；群团工作情况反映、工作简报；上级关于工会工作的规定、条例、通知、办法等。

第二，行政管理类。

一是档案保管期限永久类。档案保管期限永久类包括：医院组织机构沿革、人员编制、大事记、院史等材料；医院院务会、院长及重要行政会议记录、纪要；医院发展规划、年度工作计划、总结、统计年报表，与主管部门签订的年度综合性目标责任书；上级单位、上级领导检查、视察本单位工作中形成的迎检、汇报材料；医院在等级评审、创文明单位、等级示范医院等综合性创建活动中形成的总结、计划、汇报材料等；职工承租、购置本单位住房的合同、协议和有关手续；医院有关区域变化，资产所有权、使用权确认、解决院产纠纷、征用、转让土地等文件材料；与有关单位签订的合同、协议、协定等；医院财产、物资、图书登记、统计、核查清算、交接等文件材料；上级关于本单位干部任免的决定、通知；本单位制发的干部任免决定、通知；院职工任（免）职、考核、调资、招（干）工、停薪留职、辞职、职称评审、聘用、转正定级、职工调动、退休、死亡、抚恤、干部登记表等文件；本单位干部、职工名册、统计表；院职工婚姻、独生子女证明、申请表等文件；院职工的（工资）介绍信及存根、进入卡等文件材料。

二是档案管理期限30年类。档案管理期限30年类包括：医院职工大会和院周会、专项工作会议记录；医院制定的各项规章制度；机构年检（每年）；医院的资金请示、批复、制度、追加预算通知等材料；医院职工住房分配、出售的规定、方案、细则、住房申请表、情况调查表；关于惠民工作的通知、方案、总结、年报表；办公设备及用品、机动车等采购计划、审批手续、招标投标、购置等文件材料，机动车调拨、保险、事故、转让等文件材料；人事工作制度、规定、办法、安排意见等文件。

三是档案保管期限 10 年类。档案保管期限 10 年类包括：医院自身的简报、情况反映、工作信息等材料；医院在综合治理、计划生育等单项工作中形成的总结、汇报等文件材料；困难补助审批表；上级有关行政管理方面的文件；本单位评聘业务职称工作的通知、安排；本单位职工进修、培训、考核的安排；医院职工工资改革、增加离退休费、发放各类奖金和补贴办理依据的上级文件。

（2）医疗、药品、防疫、保健类。

第一，医疗药品类。

一是档案保管期限永久类。档案保管期限永久类包括：上级主管部门关于卫生工作的方针、政策性文件；本单位的重要业务性活动的措施、总结、报告；上级、本单位处理医疗事故的相关文件；上级及本单位关于建立社区卫生站的批复、请示；名老中医的临床经验总结、医案原稿、中药炮制等；关于增加住院床位的请示、批复；医院住院病历。

二是档案管理期限 30 年类。档案管理期限 30 年类包括：上级、本单位处理医疗纠纷的批复请示、报告、决定；护理工作的计划、总结；本单位关于社区医保工作的制度、办法、规定、通知；本单位关于农村卫生服务工作的计划、总结、统计表等；医院门诊病例登记本。

三是档案保管期限 10 年类。档案保管期限 10 年类包括：上级主管部门关于卫生工作一般性业务文件；本单位开展护士节活动的安排、会议材料；上级关于社区医保工作的制度、办法、规定、通知。

第二，防疫保健类。

一是档案保管期限永久类。档案保管期限永久类包括：各种传染病、地方病、寄生虫病、职业病等的流行报告、防治方案、规划、总结、防治记录、统计数据等材料。

二是档案管理期限 30 年类。档案管理期限 30 年类包括：本单位关于初级卫生保健工作的计划、总结、统计表。

三是档案保管期限 10 年类。档案保管期限 10 年类包括：有关卫生防疫和监督的法律、法规、标准、规章制度；有关初级卫生保健工作的法律、法规、制度、办法。

二、现代医院档案管理的信息化建设

随着信息技术的迅速发展，信息资源数字化、网络化的进程进一步加快，医院档案数

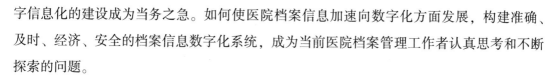

字信息化的建设成为当务之急。如何使医院档案信息加速向数字化方面发展，构建准确、及时、经济、安全的档案信息数字化系统，成为当前医院档案管理工作者认真思考和不断探索的问题。

医院档案信息化建设要从医院软硬件设施的投入：建立标准化、规范化体系；档案信息资源的建设；网络档案信息检索系统建设等角度对档案信息资源进行规划、建设，为利用者提供优质的服务。

（一）现代医院档案信息化建设的必要性

档案信息化建设，就是在档案管理活动中全面地应用现代信息技术，对档案信息资源进行处置、管理和提供档案的利用服务。实现档案信息化建设无疑就是档案工作的一场革命，是传统档案走向现代档案的一个重要标志。

第一，只有实现档案信息化，才能冲破档案利用的种种局限。档案管理是医院现代化管理的组成部分，虽然只是医疗业务的辅助部分，但却是医院领导决策的重要依据。因此，一是医院各级人员要根据有关法律法规，增强对档案管理重要性的认识，特别是提高医院领导干部的档案管理意识。二是要争取医院领导支持，多向领导汇报档案工作中的成绩及存在的困难，争取领导重视关心支持档案建设，只有领导重视和支持，通过档案管理人员的努力，医院档案信息化建设才能完全实现。

第二，档案信息化基础设施，是档案信息资源建设以及各项档案应用系统建设的基础和前提，关系着档案信息化建设的成败和整体水平。档案信息化基础设施建设整体规划包含了档案信息化建设的整个硬件平台和网络。要想实现医院档案管理的现代化，就必须满足办公条件，保证办公资金，如配备扫描仪、数码相机、刻录机等，为档案管理工作提供便利的条件，使档案资料不仅有文字、照片，甚至有光盘，有利于永久保存。

同样，先进的档案管理软件是实现档案信息化管理不可缺少的工具之一。先要选用经过国家鉴定的正规软件，在此基础上要进行第二次开发，建立适合医院管理的软件系统，又可与医院的行政办公系统相接，实现文件形成、报送、接收、分类编目、整理等全过程的计算机管理。

第三，医院运作和管理的过程是一个获得信息、处理信息、利用信息的过程，医院作为一个综合的管理系统，档案管理系统就是一个信息资源子系统。但医院现行的信息管理体系是档案与其他信息分体管理，相互之间也缺乏必要的协调和联系。因此，建议将档案管理这个子信息资源融入医院整体信息化工作中，这样不但可以节约人力、物力和财力，还能够提供更多的综合信息，形成更具有综合效益的资源库。医院实行信息、档案管理一体化，建立一个结构合理、功能齐全、高效的信息中心，就可适应当前医院加快信息现代化建设的需要。

第四，档案信息化建设的核心问题是档案信息资源建设，没有可提供利用的档案信息资源为基础，档案信息化的速度与效率均无从谈起。医院档案信息资源包含电子病历、财务数据、收费系统、辅助科室检查数据、影像检查数据库、病案、统计等多部门或者其中数个部门的电子数据库，因此必须整合信息资源，在保证数据安全保密前提下实行统一管理、资源共享。在整合信息资源的基础上构筑一个档案信息查询平台，使档案查询更加便利，并且不受时间、空间限制，实现网络查询、远程查询，变实物档案室为虚拟电子档案室等。

第五，医院信息量大，内容繁杂，部门之间各立门户，不仅档案信息资源分散，且信息编制不统一，暂时不可能做到准确、有效、迅速地为医院管理服务，因此要实行集中统一档案管理，这样才有利于医院档案工作实行规范化、标准化、科学化管理，有利于档案信息资源的综合开发利用，有利于快捷地向决策层、管理层提供档案信息，有利于对外信息联网，资源共享。用最少的人力、物力提供最佳服务，充分发挥其整体效益，是档案管理工作发展的方向和必然趋势。

第六，档案工作人员自身的素质与档案信息化建设密切相关。因此，一是要重视档案工作人员的素质培养，为广大的档案工作人员提供良好的学习条件，安排他们接受有关计算机技术、网络技术、数字化技术、信息管理技术和现代管理技术等知识的培训；二是要制定信息化建设的中长期规划和短期目标，吸引和培养医院档案管理专业型人才，做好人才储备工作，打好档案管理工作的基础；三是要关心和爱护档案工作人员，从职称晋升、工资待遇、评优等方面给予与医院主系列专业人员同等的待遇和机会，让他们安心工作；四是作为档案工作者，也要顺应时代的潮流，努力学习和掌握信息管理知识。现在档案事业面临的挑战非常紧迫，电子档案的出现、信息技术的应用、新型档案载体的保管等，都亟待档案工作者去认识和解决问题，把它们与实际工作联系起来，更好地为医疗工作服务。

（二）现代医院档案信息化建设的注意事项

1. 提高设施的安全性

提高设施的安全性，保证电子档案的安全性。电子档案在网络传送当中存有一些安全危险性，所以要看重这个过程，要有目的地增强档案存储设施的安全性，办法有：对有关软硬件采取检查、升级、更新、维护，要规定时间对相关设备和网络服务器检测、清除和维护，要以此为责任安排网络安全监督人员，定时对入档的电子文件，尤其是重要的电子文件实行备份和更新，还要增强数字签名、身份验证、网络防火墙等，运用这些办法来提高设施的安全性，最大限度地保证电子档案在传送、存储、运用操作当中的隐秘性、连续性、发展性、安全性。

2. 健全相关规章体制

健全相关规章体制，规划电子档案操作程序。在使用信息技术对详细的电子档案进行管理当中，要把实际情况作为起点，采取适合、科学的管理制度，如归档制度，电子文件隐秘制度、用户身份确认制度等，最大限度地扩展电子档案管理中的安全范围。在实际的工作当中，应建设一个比较规范的电子档案管理体制和操作准则，要求让各部门的处理方法、存储格式取得一致，对运用、管理、收集等各个步骤的准则进行健全和规范，最大限度地避免在变换过程中，因为兼并性的问题造成电子文件被损坏，减少在实际操作当中出现错误，而且要保证检索过程与电子文件制作中和电子档案管理能很快同步。

3. 运用信息技术逐步推进

运用信息技术逐步推进，完成电子档案的信息化建设。要落实从实际出发的方针，在医院给出总体规划基础上，制定出与要求相符的分期方案。注重电子档案管理一定看重的环节，则是安全性与特别性，进而建设系统平台，制定科学、合理的管理方式。要把电子档案的数据累积起来，在这个步骤中，我们需要长久坚持，要明白这不是很快就能做完的工作。所以只能从实际开始，依据医院已有的资源，使之充分运用，来把阶段性指标加以明晰。对现在医院电子档案管理信息化的状况解析，一定要逐步推进，完成电子档案信息化的管理。另外，还要加强该方面的思想方面和技能的训练，进而具备准确的电子档案信息服务观念。

4. 提高管理人员整体素质

增强技能训练，提高电子档案管理人员的整体素质。医院要着重组织或构建一支专业化的电子档案管理队伍，在选择有关管理人员时，要选择责任心强、作风正派、政治上可信的人，同时要偏重对电子档案管理者的专业训练，定时组织学习业务知识，尽量使工作人员的管理知识得以提高，很好地掌握怎样收集、分辨归档材料、整合、装订档案的技巧，明白怎样把电子档案管理好。要想把新的时期电子档案管理工作做好，就要刻苦学习现代信息技术，做好医院电子档案管理工作。

(三) 现代医院档案信息化建设的主要策略

第一，强化电子文件归档管理。充分利用医院网络资源共享的功能，将上级来文及医院各处、室形成的文件直接转换，进入档案室数据库。纸质文件归档同时，应将同版本的电子文件一并归档，同时并入本单位档案数据库系统，与医院办公自动化同步进行运行。

第二，软、硬件基础设施的投入。医院要加快档案信息化的建设。可以结合自己的经济能力，配置与档案管理现代化相适应的软、硬件，从而使档案信息化建设加快发展。从实际出发，充分利用现有设备，按照"填平补齐、适当超前、适当延伸"的原则购置适当的技术设备。包括数据库服务器、路由器、图文影像扫描设备、海量存储设备等。开发适合医疗行业使用的专门的档案利用软件。

第三，建立标准化、规范化档案管理体系。依据国家有关档案信息化建设的规定、规范，档案管理软件应具备适应多种文件存储格式、支持实时浏览、具有互联网及内联网检索功能，能够实现收集整理、数据存储、检索浏览、借阅管理、权限控制、统计报表、鉴定销毁、数据输入（输出）及格式转换的控制与管理，满足医院文档一体化管理、业务流程管理和信息资源开发利用的需要。一个通用性强、大多数软件都能接受的文件信息存储、交换格式标准，才能保证医院内部网、卫生系统网、档案系统网之间档案信息存储、交换的顺利进行。

第四，加强档案信息资源传输网络化，实现信息资源共享。档案的真正价值在于利用，档案信息化建设的实现将为档案信息的充分利用提供前所未有的条件。利用医院内部网建立档案信息网站，实行新信息上网发布、电子邮件服务、联机公共目录查询和光盘远程检索服务，同时开展档案信息咨询服务，为用户进行定向、定题的交互式信息咨询，运用现代信息技术对档案信息进行加工、提炼和深层次开发，提供更多二次、三次加工的信息产品，拓展医院档案的服务功能，提高档案服务质量。高质量、丰富充足的信息资源是档案数字化的基础，是网络建设的核心。

第五，规划、建立有特色的数字化信息资源库。数字化信息资源库包括数字档案管理系统、数字目录中心管理系统、数字文档管理系统、数字文件管理系统等。档案数据库是档案室网络建设的重要组成部分，是网络的信息资源。要加强网络建设，必须加强数据库建设。数据库的建设要以国际、国内标准为依据，集中力量建成若干个标准化、通用性好的文件条目数据库、全文数据库、多媒体数据库；同时，档案资源数字化整理也要与之配套进行，即使用数字模拟整合技术将室藏各种档案数字化，有三个基本途径：一是档案室把固化在纸质载体中的档案信息开发汇集成系统文献档案信息，并以数字化方式输入计算机；二是利用数字照相、扫描等技术将档案原件进行数字化处理；三是直接在办公自动化过程中形成规范的电子文件信息。

第六，加强档案信息技术人员队伍建设。档案信息化建设是一个促使由档案管理向档案信息管理的过程。信息技术、网络技术在档案领域的应用，对档案管理人员提出了更高的要求。档案工作人员应该是具有广博的知识并掌握现代网络技术的复合型人才。面对需求上的这一变化，先要做好现职人员的培训工作，档案工作人员不但是档案学、文书学、信息传播学等方面的专业人才，而且是计算机应用软件开发、通信工程技术、信息网络、信息管理、数据库生产和服务、办公室自动化及计算机辅助设计技术等方面的专业人员。要积极开展多种形式的技术培训和技术交流，努力营造学习新技术、新知识的良好环境，使他们在实践中成长，在工作中进步。

第七，建立医院的网络档案信息检索系统。档案信息数字化的最终目标就是实现高效快捷的信息检索。因此，我们做的大量前期基础工作是为信息的检索功能做铺垫，也只有建立了高效的检索系统，档案信息数字化的意义才能真正体现。网络档案检索系统面临的问题很多，如系统的功能，适用于卫生系统局域网信息组织与管理的方法和技术，网络环境中对信息的使用权限设定等。解决好各方面技术的衔接问题，实现网络档案信息检索会大大提高服务质量，为广大利用者提供便捷。

信息化是新世纪档案事业发展的重要方向，档案信息是经济发展的重要保证，在以知识和信息为主要特征的知识经济时代，档案信息存储和处理的数字化、收集与传递的网络化已势在必行，档案中蕴藏的丰富信息将在新世纪发展的医疗工作中发挥不可替代的作用，我们必须加快档案的现代化管理进程，逐步实现医疗档案的信息化建设，为利用者提供优质的服务。

(四) 现代医院档案信息化建设的管理方向

飞速发展的社会信息化决定了必须加速医院档案管理信息化的进度。现代信息社会日新月异，人们对各种时效性强、具有高价值的档案信息需求量越来越大，传统的档案管理模式正经受着巨大的挑战。面对这种挑战，各级医院只有顺应时势，加快档案信息化建设，尽快实现档案管理现代化，进而使档案管理工作适应新形势发展的要求。

实现医院档案管理信息化是解决自身存在问题，提升管理水平的根本途径。近年来，各级医院在实现档案管理信息化方面虽然做了一些工作，但总体而言，现代化程度仍有待提高，有些单位还比较落后，主要是管理意识，设备和技术方法，档案管理和利用均处于较低水平。解决这些问题的唯一办法，就是不断更新管理意识，改革管理方法，运用先进的技术设备，从手工劳动中解脱出来，提高工作效率，完全实现管理现代化，从根本上提高档案的管理利用水平。

实现医院档案管理信息化是确保医疗事业可持续发展和自身发展的需要。医疗事业需要发现、培养和造就大批的建设人才，只有翔实全面地掌握人事档案材料，才能合理使用人才，充分发挥人才的作用，确保实现医院事业的可持续发展。实现档案管理信息化就显得十分迫切和必要。实现档案管理信息化不仅有利于发现、培养和造就大批人才为医院事业发展服务，而且将会使档案信息资源得到更加充分的开发利用，同时可以延长档案寿命。

1. 加强档案管理人员素质建设

档案信息化建设是一个需要有着合理结构的人才队伍才能完成的系统工程。加强档案管理人员队伍建设是实现档案管理信息化成功的根本，决定着档案信息化的发展速度和质量。

2. 提高档案管理人员业务素质

医院档案信息化建设涉及数字化档案信息资源建设、计算机网络建设、办公自动化和文档一体化管理，是一项档案技术工程，这就要求档案管理人员既要掌握档案学基础理论和档案管理知识，还要掌握一些自然科学基础理论知识、计算机技术、网络技术和操作技能。具体而言，档案人员应该做到：①能熟练运用信息工具。档案管理人员要注重自我完善，掌握计算机理论知识和操作技能，使自己能熟练使用各种现代信息工具，特别是网络传输工具，为更快、更好地开发档案信息奠定牢固的技术基础。②能鉴定有效的档案信息。档案管理人员要把有价值的档案信息有效地传递给档案利用者，这是评价档案部门信息服务质量的一个重要标准。网络环境下，信息量重大，内容也十分复杂，档案工作者必须具备比以往更强的鉴定评估能力，对档案信息进行判断、鉴选、分析，从中筛选出对特定利用者有用的部分，为利用者提供优质服务。③能加工、提炼档案信息。信息社会，档案利用者更需要"精要"信息，提供"原件"已远远无法满足他们的需求，这就要求档案工作者提高对档案信息的加工、提炼能力。许多档案信息具有多重价值，从不同角度进行加工，剔除其中的无用成分，重新组合，将产生新的档案信息产品，从而实现档案信息的渗透增值能力，达到高效利用的目的。

3. 提高档案管理人员政治素质

档案工作是一项政治性、机密性很强的工作。因此档案管理人员应严格遵守国家的各项法律、方针、政策，严守机密；树立坚定的政治信念。档案工作具有服务性强的特点。要求档案管理人员树立爱岗、敬业、奉献的精神和淡泊名利的价值观，在服务时努力做到主动热情、耐心周到。

（1）严谨细致的工作作风。档案工作也是一项复杂、细致、烦琐的工作，这就需要档案管理人员具有严谨细致的工作作风，在整理档案的区分全宗、分类立卷、编目、鉴定、确定保管期限、汇编、注释档案内容、利用档案的咨询等各个环节都要准确无误。

（2）强烈的事业心。档案的收集工作是一项难度较大的工作，这就要求档案管理人员在工作中要有高度的责任感和使命感，耐得住寂寞，愿意为档案事业奉献精力与时间，不被一时的困难吓倒，为档案工作信息化管理勤奋学习，钻研业务。

4. 创新档案管理中的制度建设

医院档案部门要在促进档案业务建设过程中，认真学习贯彻有关档案工作的行政法规、实施办法等，制定适应信息化建设的档案管理制度。一是健全和完善档案管理业务流程和技术规范，细化电子档案管理环节和步骤；二是制定必要的安全措施，确保电子档案的安全性和完整性。

5. 统一档案管理中的相关标准

标准规范化是档案信息化建设的重要基础之一。档案信息化标准规范主要包括管理性标准规范、业务性标准规范和技术性标准规范。标准规范是档案信息化建设的"交通法规"，是衡量工作效率高低的尺度。因此档案管理人员要认真学习钻研国家和上级档案管理部门关于档案信息化管理的法规、文件，及时请教上级档案管理部门，制定出适合自己医院的统一的档案管理标准，并认真执行，从而建立医院的档案数据库，实现资源共享。

第二节 现代医院体检档案信息化建设

一、现代医院健康测量与健康体检

"随着时代的不断发展，信息化管理已经成为一种趋势，因此，医院的体检档案管理模式必须做出转变，优化管理流程，建设优质的人才队伍，提高医院工作人员对体检档案重要性的认知，满足时代的发展以及客户的需求，为体检档案信息化发展提供更广阔的平台，并在一定程度上推动医疗事业的发展"[1]。

（一）现代医院健康测量

---

① 殷航. 信息化时代医院体检档案信息化管理研究［J］. 办公室业务，2019，（1）：49.

1. 健康测量的维度

健康测量经历了百余年的洗礼，经过不同文化、历史时期、社会经济和科学发展水平的不同认知和表述过后，呈现出了一种多维的动态过程。随着健康测量手段的不断提升和改良，我们对健康的测量也逐步从对躯干的单一性测量转变到对躯干、内心、环境、主观认知的认可度等多维度的测量。

健康测量的基础概念是通过医学技术和方法对健康进行客观或主观的测量和评估过程。而测量的手段多是引用主观量表和客观的监测医疗设备相互配合的方法。健康的维度测量则是依据健康多量度的理念及含义要点对其施行相关标准量化评价，也就是依据相应的客观规律，按照监测目标的性质特征，以数字来量化健康维度和有关的目标或征兆，这是一种质的飞跃，从以前对病患的反式监测到以健康为要点的多角度正相监测；从对生物体成分的单一测量逐步面向至对内心、做法和生活要点的综合性测量。随着信息化时代的更迭，健康管理系统的不断完善，人们对于健康概念的研究不断深入，健康测量维度也在经历着不断的变化。

第一，单维健康。设立在古老生物形式之上的健康观及思维模式。很多人至今仍存在一种观点，没有患病或者没有通过医疗监测发觉患病就是健康。这只是对健康单一的认知，既不全面也不具体，不能成为如今健康测量及数据管理的核心体现。

第二，三维健康。从内心、肌体以及环境协调能力多个层面来全面表述健康的多角度理念，这一突破性的发展使单维健康维度概念产生了质的转变，应对了现代生物—社会—心理医学模式的要求，从而影响了半个世纪的健康概念。

第三，多维健康。此处的多层健康是哈恩综述的"七维理论"。哈恩重新定义了健康维度的范围，其中包括：生理维度、情绪维度、社会维度、环境维度、智力维度、精神维度、职业维度七种。之后，又进一步考量得出了年老者健康自查的七个维度。将老年人的健康测量维度范围扩大再细化，这里面有：平日基本行动和活动的实力、日常范围内对器械仪器的使用能力、积极参加驻区项目的实力；良好的心理状态和精神认知能力；社会背景影响下的精良的情绪状况；对自身的健康状态感受以及对自身疾病和健康维护的测量能力；能够获得周边支持以及社区能源的实力；个人收入的经济资源；适宜居住、拥有便利公共服务的环境资源。

2. 健康测量的分类

体检中的健康测量是目前针对健康信息采集的重要过程，其中分为主观采集法和客观采集法。健康调查问卷、体检咨询以及医生问询等均属于主观采集法；而借助医疗设备、仪器监测对体征指标数据进行记录的过程属于信息的客观采集法。

另外，在健康测量中，具体的仪器检测技术包括：心理健康监测技术、生理信号监测技术、社会适应性监测技术、健康危害因素监测估算技术、心身负担状况监测技术、中医健康辨识技术等。健康检测技术则包括：携带式健康检测技术、可穿着式健康检测技术、信息化健康检测技术、一体化健康信息搜集技术、健康危害因素检测跟踪技术等。

（二）现代医院健康体检

健康体检是指经过医疗技术和办法对被检者的身体进行检查，认识被检者的健康体态，早早发现疾病隐患和亚健康征兆的义诊行为。健康指标作为健康检测与评价信息互通的有利对象，充任提供了健康信息情报和信息反馈的角色，此处将体检档案信息数据库中反映的体检指标类别进行了划分：①体检指标包括群体健康丈量的标准和个别健康丈量标准的"单一标志"，如死亡率、发病率等；②将多个单一指标所反映的情况结合起来的"综合指标"，如生存质量指数、心理量表评分等；③健康调查和健康管理常用的健康指标，例如：生活质量指标、死亡指标、残疾指标等。

体检档案数据库的原则划分有很多种，针对我们数据库建立所用到的健康体检指标筛选涉及的原则有以下方面：①目的性。目的性是体检行为追求的初衷，也就是体检的指标体系是围绕着体检的目的来进行结果筛选和项目设置的。②科学性。体检指标及检测流程要符合科学依据，要反映受检人员的健康实况，必须有科学性原则作为支持。③可比性。因为考虑到各个项目的具备一定的共同特点，对共同可比的体检指标内容尽可能量化地进行分析和比较。④简明可行性。由于健康体检的目的是筛查身体的健康疏漏，为了早期的发现问题，所以检查手段不能太过复杂，而且设置得尽可能地将可操作性增强，以便专家理解掌握。健康体检标准拨取的标准要能够实现重要健康尺度丈量权威性、时效性的要求。清晰并有层次的体检指标方便诠释并对质量实行监控。可以从国家、地区的卫生计生委和体检中心获取并使用相关的参考标准信息。

对于健康标准的性质准则要尽可能做到高可靠度和高权威性。为了便于互通不论何种健康标尺均可以实行交流互通和运行。因此，来源高品质的数据集合方式、整合的客观分析的数据就是可靠性的保障。而健康的内涵和意义则是健康指标代表性所要突出和强调的部分。

二、现代医院体检档案信息化建设的系统设计

（一）体检档案信息化整合系统的集合设计

在体检档案信息化整合系统的程序计划中，系统编设者应先对系统的最终用户做好需

求调查分析工作，向相关运用者介绍系统的设计想法和设计的功能操作。在分析好系统所要实现的具体业务基础上，利用相关设计工具，对系统进行功能和性能的设计分析。有效地设计系统的各个功能模块，使其更贴近用户的需求，有时系统设计人员应当使用软件设计工具来实现系统所需实现的一些特殊功能需求，并且分析和评估设计方案中存在的遗漏。确保在设计分析过程中存在的问题能得到及时修正，保全被开发软件系统贴合用户的诉求。

1. 系统核心功能模块设计

系统核心功能模块分为三大模块：前台登录注册模块、后台核心录入查核模块、数据查询统计分析模块，这三大模块是对基本模块的整合和归纳，前台登录注册模块包括：档案系统首页登录，检查化验结果查询。后台核心录入查核模块包括：检查检验结论录入、检查检验结果查核、检查检验结果调询、体检项目管理、用户信息整理。数据查询统计分析模块包括：患者的疾病数据情况累计后的统计、根据统计结果做具体的项目分析、体检数据的调出使用以及健康或疾病信息的统一汇总运用。系统组成结构图如 3-1 所示。

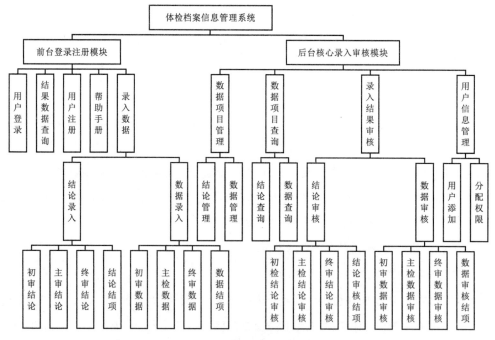

图 3-1　系统组织结构图

系统核心功能模块设计的整体使用主要流程为：①首次使用体检档案信息管理系统时进行用户注册，系统维护管理员或项目管理员会仔细核对其用户信息，并及时给予相关权限；②录入人员注册成功并取得用户权限后，录入人员开始录入体检化验结果和检查结果，依次经过归类分项、结果录入、结果核查三个阶段；③审核人员录入人员提交的结论和数据进行相关审核，依次经过初级审批（初审）、主检提交、终极审批（终审）、审批结项四个阶段，在各个阶段中若审核的结论或数据不符合原始化验单或报告，则退回前一阶段的审核，并提交修改意见给相应的录入人员；④学科负责人可以在相应的报告结论信息栏和检验信息报告查询界面查询到体检结果的详细数据信息；⑤管理员用户可在数据项目管理模块和用户信息管理模块对检验项目和用户实施相关管理。

在这些步骤之后，体检信息数据库留存的信息已经充足，这样就可以根据患者的不同需求以及医学的不同用处来归纳统计不同疾病的发生模式、条件状况、疾病特点，并做数据源的项目分析，达到预防、控制各种疾病的目的。同时，如果患者需要到外地甚至国外体检，体检数据信息库也能够满足各种数据需求。

2. 系统数据库的设计

（1）概念结构设计。本系统使用的数据库是 MySQL，其数据库的生成和维护工具采用的是 Navicat Premium，Navicat Premium 高级版是技术领先的数据建模开发平台，可以用来生成和维护数据库，以便于高效地实现可视化数据结构，使数据操作更加简便、易于操作，也便于数据库的后期维护及备份。根据对本系统的相关分析，主要的实体有：管理员本体、录入职员、查核职员、结论实体、数据实体。下面对各本体及其本体间的本体关系和联系进行讨论：

第一，录入人员的录入体检信息与结论间、与数据间同时存在着一对多的实体关系，一个录入人员可以同时录入多个不同的结论或数据，为了保证结论和数据都能够顺利完成，同一个结论或数据允许被多个录入人员同时申报。

第二，录入人员录入的体检信息和审核人员审核的体检信息被多个管理员分配权限，同时一个管理员管理多个录入人员和审核人员，对于结论和数据与管理员间则存在着多对多的关系。

第三，数据统计的成果与信息汇总后的结论和数据审核之间的关系，一个统计成果是通过审核多个不同的结论或数据得来的，属于一对多的关系。

（2）数据表设计。建立体检档案信息数据库的必要组成元素之一就是进行逻辑肩框设计。将概念肩框设计的 E-R 图变换成和数据模型相辅相成的逻辑架构。

第一，用户信息表 User。用户信息表包括人员编号、姓名、密码、确认密码、性别、出生日期、工作机关编码、科室编码、职务编码、职称编码，身份 ID 号、邮箱、移动固话号、图片和简介等字段信息。其中用户编号字段的类型为 Int[①]，主要用于添加用户是作为其主键，使其唯一区分开不同的用户，并且可以作为外键与其他相关表取得联系。姓名字段归为 Varchar，用于显示储存用户姓名，可作为用户登录系统的登录名。密码字段的类型为 Varchar，表示密码，登录系统时需要使用检验。医疗机构编号字段类型为 Int，用于和 Hospital 表进行连接，显示用户所属医疗机构，其他字段信息与之前阐述内容相类似。

第二，管理员信息表 Manager。管理者信息表包含管理者编号、用户名称、私人密码、权利范畴等信息。其中管理员编号字段的类型为 Int，用于唯一标示不同的管理员为主键。用户姓名字段归为 Varchar，用于表示用户登录的登录名。密码字段归为 Varchar 类，用来表示用户登录密码。权限字段的也归为 Varchar，用作表示使用者权限。

第三，权限信息表 Power。权限信息表包括操作管限编号、管限名称等字段信息。当中操作管限编号字段的类型 Int，用于专有标示操作权限，用作权限信息表主键。权限名称字段的类型 Varchar，用于表示权限的名称。

第四，医疗机构信息表 Hospital。医疗机构信息表包含机构编号、机构名称等字段信息。其中机构编号字段的类型为 Int，用于表示机构编号，可以和 User 表取得联系显示相关信息。机构名称字段的类型为 Varchar，用于显示机构具体名称。

第五，医院分科资料表 Department。医院分科资料表包含科室编码、科室称位等字段。其中科室编码字段的归类为 Varchar，是本表的主键，用于专有标示科室。分科名称字段为 Varchar 型，显示其科室名其中主要有内科、综外、眼科、五官科、口腔科和妇科。

第六，职务信息表 Post。职务资料表包含职务编码、职务职位，其中职务编码为 Post 表主键，唯一标示职务信息。职务名称字段的类型为 Varchar，用于显示职务名称。

第七，职称信息表 Title。职务信息表包含职务编码、职务职位等字段信息。其中职称编号字段的类型为 Int，唯一标示 Title 表。职称职位字段的归类为 Varchar，用于显示职称职位的详细信息。

第八，结论数据信息表 Result。结论数据信息表包含数据编码、数据形式、数据名称、涉及领域、数据字数、科别分类、数据类型、所用语言、所需时间、录入人员姓名、备注、数据状态、数据结论报告等字段信息。当中数据编号字段的类型是 Int，用于专有标示数据资料表为主键。数据名称字段为 Varchar 型，用于显示数据的具体名称。科室分类字段的类型为 Varchar，用于显示具体的检查科室，具体可表示为内科、外科、耳鼻喉科

[①] Int 是将一个数值向下取整为最接近的整数的函数。INT 是数据库中常用函数中的取整函数，常用来判别一个数能否被另一个数整除。

等。所需时间字段的类型为 Int，用于显示录入人员录入数据的所用时间，具体时间以分钟为单位。数据状态字段的类型为 Int，用于显示数据所处的录入审核状态。其他字段资料与之前阐述内容相近似。

第九，录入数据审核信息表 Result_evaluate。录入数据审核信息表包含数据录入编号、数据编号、审核数据意见、终审意见、审核报告意见字段信息。其中数据申报编号为 Int 型，是本表的主键。数据编号字段的类型为 Int，用于显示 Result 表的成果编号为外键，可对数据信息表进行联系。审核报告意见字段的类型为 Varchar，用于显示数据录入员已完成的相关档案录入后审核人员对数据进行各层级的审核，填写审核意见。审核负责人字段的类型为 Int，用于显示数据的具体核查人员。

（二）体检档案信息化整合系统的具体设计

检档案信息化整合系统的具体设计需要知晓体检的一般流程，具体为：一般而言，体检当天，到前台登记，领取 LIS[①] 条码和体检指引单；如果是个人体检者，前台登记基本信息，到门诊缴费，缴费成功后，再在系统中建立个人档案、录入个人详细信息，打印出 LIS 条码和体检指引单。体检者根据指引单的说明，做职业问诊和各个科室检查，医师在体检完成后，将体检结果录入系统中；到抽血室抽血，体检工作人员将 LIS 条码贴到对应血样上，并在系统中确定取样成功，系统自动把体检信息和血样上传到 LIS 系统。需要做尿常规的体检者，在前台领取尿瓶，将尿常规 LIS 条码粘贴在尿瓶上，将尿液样本放到规定处，尿常规 LIS 条码中显示当日流水号，体检工作人员根据这个流水号提交样本信息到 LIS 系统，最后将样本统一送到化验室，LIS 系统扫描 LIS 条码，获取体检者信息，化验完成后，返回数据再上传到职业健康体检信息系统。所有体检信息录入完成后，主检医师审核完所有体检结果后，做职业健康检查报告和职业健康监护评价，如果是团体体检，主检医师还要做一份单位总结报告。如果体检者有复查项目，主检医师要下复查单，通知体检者来复查，其中复查最多三次。打印室打印体检报告和单位总结报告，如果有异常，则需要把体检结果也打印处理，然后通知个人或单位来领取。

1. 功能设计

（1）业务模块。业务模块主要包括以下内容：

第一，预约。单位预约需提交单位名称、负责人和联系方式、接触的职业病危害因素

---

① LIS 全称 Laboratory Information Management System，是专为医院检验科设计的一套实验室信息管理系统，能将实验仪器与计算机组成网络，使病人样品登录、实验数据存取、报告审核、打印分发、实验数据统计分析等繁杂的操作过程实现了智能化、自动化和规范化管理。

种类，接触人数，健康体检人数，体检套餐选择，检查时间、地点。默认地点为本院，如果特殊情况，需要外出体检的，需要注明外出地的具体地址。提交成功后，体检管理人员查看可以看到预约信息，然后联系单位负责人，签订委托协议书，给单位负责人设置一个账号，用于提交单位信息、体检人员信息和查询单位体检结果。单位基本资料包括工作场所职业病危害因素种类和接触人数、职业病危害因素监测的浓度或强度资料；产生职业病危害因素的生产技术、工艺或材料、职业病危害防护设施，应急救援设施及其他有关材料。体检者个人基本信息资料包括：姓名、性别、身份证号、接触危害因素，单位、体检日期。体检人员信息可以从界面一个个录入，也可以下载 Excel 上传模板，批量导入系统，提交成功后，打印每人的预约单，预约单内容包括：体检者姓名、性别、身份证号、单位、体检日期等。

第二，前台登记。如果是单位预约体检，体检者拿着单位发的预约单和身份证到前台登记，工作人员审核预约单的身份证号与体检者提供的身份证号是否一致，之后采用身份证阅读器检索系统，同时将预约的个人信息建立的个人档案追加到正式表，同时对每个人进行现场照片采集。如果是个人体检，录入基本信息，选择收费项目及金额，职业健康体检信息系统将信息导入医院 HIS[①] 系统，体检者到门诊缴费，缴费完成后，HIS 系统再将缴费信息导入本系统。采用身份证阅读器检索系统，如果此人已存在，进行现场照片采集，选择相应体检套餐，建立档案。无论是单位预约体检还是个人体检，如果用身份证号检索为空，则需要新建人员信息，同时采集照片信息。最后根据选择套餐中的体检项目，打印出指引单，体检者拿指引单到各科室进行体检。

第三，个人信息管理。身份证号是个人信息的唯一标示，审核预约提交的人员信息时，如果预约的人员中在系统找不到对应的身份证号时，则新建人员信息，如果个人体检，人员信息需要新建时，则采用身份证阅读器获取信息。

个人基本信息包括五类：

①个人资料。个人资料包括姓名、性别、出生年月、出生地、身份证号码、婚姻状况、教育程度、家庭（通信）住址、现工作单位、联系电话等信息。

②职业史。职业史包括起止时间、工作单位、车间（部门）、班组、工种、接触职业病危害（危害因素的名称，接触两种以上应具体逐一填写）、接触时间、防护措施等。

③个人生活史。个人生活史包括吸烟史、饮酒史、女工月经与生育史等。

④既往史。既往史包括既往预防接种及传染病史、药物及其他过敏史、过去的健康状

---

① HIS 是 Hospital Information System 的缩写，即医院信息系统。

况及患病史、是否做过手术及输血史、患职业病及外伤史等。

⑤家族史。家族史主要包括父母、兄弟、姐妹及子女的健康状况，是否患结核、肝炎等传染病；是否患遗传性疾病，如血友病等。其中个人资料和职业病史是必须要填写的。单位可以提前领取信息单发给体检者体检填好，体检当天交给体检科。

第四，档案管理。根据体检者接触的危害因素，选择对应的体检套餐，建立档案，打印档案号条码贴到指引单上。档案号是每条档案的唯一标示，档案号的编码规则为：年、月、日+日流水号，例如，20230301001。如果体检者还有除套餐外的其他项目，在选择完体检套餐后，可以选择补加项目。根据套餐项目和补加项目，自动获取 LIS 项目，并打印出所有 LIS 条码。

第五，取样。

一是血液样本。体检者到抽血室进行抽血取样，工作人员根据体检者提供的 LIS 条码，抽血至相应的血管中，并将 LIS 条码粘贴到对应的血样中，进入系统抽血室菜单，通过扫描体检者指引单上的档案号条码，检索到体检者所有血样列表，勾选抽血的血样，确定提交，这样就能将体检者的基本个人信息和血样信息同时上传到医院 LIS 系统，默认血样是全选的。

二是尿液样本。尿常规 LIS 条码系统中除了记录体检者基本信息和检查项目外，还包括当天打印尿常规 LIS 条码的流水号，并显示在 LIS 条码上，需要做尿常规的体检者，在前台用尿常规 LIS 条码换取尿瓶，体检者采集尿液后将尿常规 LIS 条码贴在尿瓶上放到规定处，体检工作人员登系统"尿常规采样"菜单，勾选所有尿瓶中的数字，确定提交，这样就能将体检者的基本个人信息和尿液信息同时上传到医院 LIS 系统。

第六，科室检查。职业检查体检信息系统按功能科室分为：内科、外科、眼科、耳鼻喉科、口腔科、皮肤科、神经科、心电图、B 超、X 光、肺功能、纯音测听、血常规、尿常规、生化、病毒性肝炎血清标志物等。检查医生进入相应的科室菜单，扫描档案号条码，页面显示本科室体检者要做的所有体检项目。项目具有正常结果单位默认，下拉菜单选项或小弹出框选项，单位下拉菜单选项，可以进行鼠标选择也可以键盘录入，结果极限值自动判定、数值结果偏高偏低自动提示、阳性结果自动标、自动产生科室小结、医师默认登录者等各种常用功能，使医生能够简单、高效、正确地录入检查结果。

第七，主检审核。如果体检者档案选择套餐为组合套餐，表示接触多种危害因素，每一接触危害因素要有独立的审核报告。主检医师进入审核搜索页面，扫描档案条码进行检索，如果是组合套餐，显示当次体检所有组合的分套餐列表，每一份套餐对应一种危害因素，然后逐一进行审核。如果是单个套餐，直接进入审核页面。审核页面分科室显示此套餐对应的所有体检结果，科室小结汇总、异常值汇总。

主检审核包括体检项目及结果、体检结果处理（复查、诊断、治疗、禁忌证调离等）和卫生保健措施（职业病教育、个人卫生及防护、定期体检、毒害作业工人医疗管理等）三大类；个人体检报告必须确定每个人的结论，结论以下拉列表形式表示：目前未见异常、需要复查、疑似职业病、职业禁忌证和其他疾病或异常，默认为目前未见异常。

第八，复查。当主检医师审核时发现异常需要复查时，需要下复查单，选择复查项目和复查时间，并且最多只能下三次复查，复查的具体项目可以分个选择，也可以把项目按科室打包选择，查询人员进行当天复查查询，打印出复查单，通知体检者按时来复查。复查结果录入"复查"页面。

第九，报告打印发放。体检报告完成后，就可以进行报告打印。对于个人体检报告打印，根据姓名、身份证号或者体检档案号获取个人报告内容进行打印，打印完成后，报告状态变成"已打印"，单位体检报告可以根据单位名称，获取本单位下的所有体检报告，勾选需要打印的报告实现批量打印，并将报告状态置位"已打印"，所有打印出来的报告，主检医师都要签名。个人或单位领取报告单后，报告状态置位成"已领取"。

第十，查询。进入"档案查询"页面，可以查按名称、身份证号码、档案号查询个人信息和档案信息，如果检索单位，可以查询到单位下所有人的体检列表以及体检单位总结报告。单位负责人可以查看本单位下的所有体检信息。

（2）统计报表模块。统计报表模块包括以下内容：

第一，单位汇总统计。按单位预约提交人员统计预约人数、受检人数、接触危害因素、发现疑似职业病、职业禁忌证和其他疾病的人数和汇总名单、处理建议。

第二，年度单位异常统计。按年度统计单位总体检人数、目前未见异常人数、需要复查人数、疑似职业病人数、职业禁忌证人数、其他疾病或异常人数，每种人数都要链接，点击进入所对应的人员列表，点击人员姓名链接，进入此人的所有本年度下所有体检档案信息。

第三，年度单位异常统计。按年度统计、单位、所有接触危害因素进行病种统计，每种危害因素都对应其相应的病种。

第四，体检汇总统计。统计体检中心年度所有体检人数、患有职业禁忌证人数、疑似职业病人数以及所对应的人员列表，人员列表包含人员姓名、身份证号、单位、档案号、体检套餐、接触危害因素、体检报告结论等。

第五，科室工作量统计。科室工作量统计即按时间段统计内科、外科、神经系统科、眼科、口腔科、耳鼻喉科、皮肤科、胸部 X 光、心电图、肺功能等科室的体检数量。

第六，医生工作量统计。医生工作量统计即按时间段统计每个医生体检数量。

第七，日工作量统计。日工作量统计即统计每日体检中心体检人数、体检套餐。

第八，预约统计。按时间段统计预约的人数、预约套餐、预约危害因素、预约单位、预约时间。

第九，化验异常统计。化验异常统计即按时间统计 LIS 数据中异常项目、异常值、异常标识、对应体检者。

第十，化验室数据统计。化验室数据统计即按时间统计体检中心提交的化验项目，LIS 返回的化验项目，LIS 未返回的化验项目。

（3）系统维护模块。系统维护模块主要包括以下内容：

第一，数据字典维护。数据字典维护包括科室维护、体检项目维护、项目单位及选项维护、项目价格的维护。

第二，体检套餐维护。分套餐名称命名规则：年份+单位+接触危害因素（在岗状态），年份、单位为可选项，例如，2023 年××化工厂在岗，每个分套餐必须对应一种危害因素，危害因素从规定的 108 种选择，同时选择在岗状态，如果是某单位定制，则填写单位名称。选择的体检项目必须包括《职业健康监护技术规范》所规定的体检项目。组合套餐根据已经存在的分套餐来建立的。

第三，接触危害因素维护。危害因素相关维护包括：危害因素维护、危害因素问诊项目维护、危害因素对应病种的维护、危害因素对应职业病维护、危害因素对应禁忌证维护。

第四，LIS 对应项目维护。职业健康体检系统与医院 LIS 进行接口时，职业健康信息系统与医院 LIS 系统体检项目对应关系。

第五，结论模板维护。主检医师审核时常用到的结论模板的维护，主要包括常见异常及建议，常见危害因素及处理意见。

第六，其他维护。其他维护包括单位维护和工种维护等。单位可以是树形结构，允许有上层单位和下次单位，同时一个单位最多有三层子节点。

（4）系统管理模块。系统管理模块包括以下内容：

第一，工作组设置。常见的工作组为：总管理员、各科室医生、护士长查询、前台登记、主检医师、取样室、单位负责人等，每个工作组分配其相应的功能。

第二，用户权限设置。用户权限设置即为每个用户分配一个或多个工作组，根据用户名和密码进入系统，显示对应工作组的功能菜单。

第三，日志管理。日志管理即对体检每个数据表的增、删、改、查做日志维护。

第四，数据库备份。数据库备份即设定定时定期任务，对数据库做备份，数据库备份调用的是 Oracle（甲骨文软件系统有限公司）的存储过程。

2. 接口设计

（1）LIS。健康体检信息系统与 LIS 系统的系统集成内容包括发送 LIS 检验项目信息和个人信息、获取化验报告信息、提供 LIS 系统状态修改通知和查询能否修改状态接口等信息交互。

第一，发送检验项目信息和个人信息：当体检者完成抽血取样和尿液取样后，由职业健康体检信息系统统一将体检者的个人信息和化验项目信息提交到 LIS 系统。

第二，获取化验报告：职业健康体检信息系统通过此接口，获取 LIS 的化验结果，并将化验结果记录于职业健康体检信息系统中，同时职位体检系统的 LIS 状态。

第三，状态修改通知：当 LIS 系统中的化验单据状态发生变化时，调用此接口，如数据变为已采样。

第四，查询能否修改状态：当 LIS 系统中的化验状态需要改变时，会调用此接口。如果职业健康体检信息系统中此体检客人的报告已经打印或者已发放，则不允许 LIS 系统进行状态修改。

（2）HIS。职业健康体检信息系统与 HIS 系统的系统集成内容主要包括获取个人信息、获取挂号信息、发送个人信息、发送费用信息，获取缴费信息等信息交互。

第一，获取人员信息：由职业健康体检信息系统根据体检卡号，从 HIS 系统中获取当前体检人员的信息，并写入体检系统。

第二，获取挂号信息：由体检系统根据体检卡号，从 HIS 系统中获取当前体检人员的挂号信息。

第三，发送人员信息：职业健康体检信息系统在登记人员信息后，传送给 HIS 系统登记的人员信息，以便 HIS 系统能根据卡号获得体检中人员的信息。

第四，发送费用信息：职业健康体检信息系统在个人体检者登记之后，将此体检客人的对应 HIS 中的明细收费项目以及汇总的收费价格传送给 HIS 系统。

第五，获取缴费信息：职业健康体检信息系统从 HIS 挂号收费系统中查询人员的费用状态，如果已缴费，则允许体检人员进行体检检查，否则将不允许体检人员进行体检。

第六，查询能否退费：HIS 收费系统在进行退费业务时，会查询职业健康体检信息系统此人员是否已有体检项目进行了检查，且是否进行了退费申请，若符合退费要求，则体检系统会返回给 HIS 收费系统能够退费的标识。

3. 数据库设计

（1）原始单据与实体之间的关系。可以是一对一、一对多、多对多的关系。在一般情况下，它们是一对一的关系：即一张原始单据对应且只对应一个实体。在特殊情况下，它们可能是一对多或多对一的关系，即一张原始单据对应多个实体，或多张原始单据对应一个实体。明确这种对应关系后，对我们设计录入界面大有好处。

（2）基本表的性质。基本表与中间表、临时表不同，因为它具有如下四个特性：①原子性。基本表中的字段是不可再分解的。②原始性。基本表中的记录是原始数据（基础数据）的记录。③演绎性。由基本表与代码表中的数据，可以派生出所有的输出数据。④稳定性。基本表的结构是相对稳定的，表中的记录是要长期保存的。理解基本表的性质后，在设计数据库时，就能将基本表与中间表、临时表区分开来。

（3）范式标准。基本表及其字段之间的关系，应尽量满足第三范式。但是，满足第三范式的数据库设计，通常不是最好的设计。为了提高数据库的运行效率，通常需要降低范式标准：适当增加冗余，达到以空间换时间的目的。另外，通俗地理解三个范式，对于数据库设计大有好处。在数据库设计中，为了更好地应用三个范式，就必须通俗地理解三个范式（通俗地理解是够用的理解，并不是最科学最准确的理解）：第一范式：是对属性的原子性约束，要求属性具有原子性，不可再分解；第二范式：是对记录的唯一性约束，要求记录有唯一标识，即实体的唯一性；第三范式：对字段冗余性的约束，即任何字段不能由其他字段派生出来，它要求字段没有冗余。没有冗余的数据库设计可以做到。但是没有冗余的数据库未必是最好的数据库，有时为了提高运行效率，就必须降低范式标准，适当保留冗余数据。具体做法是：在概念数据模型设计时遵守第三范式，降低范式标准的工作放到物理数据模型设计时考虑。降低范式就是增加字段，允许冗余。

（4）要善于识别与正确处理多对多的关系。若两个实体之间存在多对多的关系，则应消除这种关系。消除的办法是，在两者之间增加第三个实体。这样，原来一个多对多的关系，现在变为两个一对多的关系。要将原来两个实体的属性合理地分配到三个实体中去，这里的第三个实体，实质上是一个较复杂的关系，它对应一张基本表。一般而言，数据库设计工具不能识别多对多的关系，但能处理多对多的关系。

（5）主键 PK（PK 全称 primary key，意思为"主键"，是一个表的唯一主属性列）的取值方法。PK 是供程序员使用的表间连接工具，可以是无物理意义的数字串，由程序自动加 1 来实现。也可以是有物理意义的字段名或字段名的组合。不过前者比后者好。当 PK 是字段名的组合时，建议字段的个数不要太多，多了不但索引占用空间大，而且速度也慢。

（6）正确认识数据冗余。主键与外键在多表中的重复出现，不属于数据冗余，这个概念必须清楚，事实上有许多人还不清楚。非键字段的重复出现，才是数据冗余，而且是一种低级冗余，即重复性的冗余。高级冗余不是字段的重复出现，而是字段的派生出现。

（7）视图技术在数据库设计中很有用。与基本表、代码表、中间表不同，视图是一种虚表，它依赖数据源的实表而存在。视图是供程序员使用数据库的一个窗口，是基表数据综合的一种形式，是数据处理的一种方法，是用户数据保密的一种手段。为了进行复杂处理、提高运算速度和节省存储空间，视图的定义深度一般不得超过三层。若三层视图仍不够用，则应在视图上定义临时表，在临时表上再定义视图。这样反复交叠定义，视图的深度就不受限制了。

（8）中间表、报表和临时表。中间表是存放统计数据的表，它是为数据仓库、输出报表或查询结果而设计的，有时它没有主键与外键（数据仓库除外）。临时表是程序员个人设计的，存放临时记录，为个人所用。基表和中间表由 DBA 维护，临时表由程序员自己用程序自动维护。

（9）完整性约束表现在三个方面：①域的完整性。用 Check 来实现约束，在数据库设计工具中，对字段的取值范围进行定义时，有一个 Check 按钮，通过它定义字段的值域。②参照完整性。用 PK、FK、表级触发器来实现。③用户定义完整性，它是一些业务规则，用存储过程和触发器来实现。

（10）防止数据库设计打补丁的方法是"三少原则"。一个数据库中表的个数越少越好。只有表的个数少了，才能说明系统的 E-R 图少而精，去掉了重复的多余的实体，形成了对客观世界的高度抽象，进行了系统的数据集成，防止了打补丁式的设计。一个表中组合主键的字段个数越少越好。因为主键的作用，一是建主键索引；二是作为子表的外键，所以组合主键的字段个数少了，不仅节省了运行时间，而且节省了索引存储空间；一个表中的字段个数越少越好。只有字段的个数少了，才能说明在系统中不存在数据重复，且很少有数据冗余，更重要的是督促读者学会"列变行"，这样就防止了将子表中的字段拉入到主表中去，在主表中留下许多空余的字段。所谓"列变行"就是将主表中的一部分内容拉出去，另外单独建一个子表。这个方法很简单，有的人就是不习惯、不采纳、不执行。

数据库设计的实用原则是：在数据冗余和处理速度之间找到合适的平衡点。"三少"是一个整体概念，综合观点，不能孤立某一个原则，该原则是相对的，不是绝对的。"三多"原则肯定是错误的。

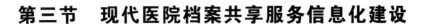

第三节　现代医院档案共享服务信息化建设

现代医院医疗档案信息在医、教、研上具有重要的价值与意义，不仅是记载患者病情的医疗文书，医疗教学的基本资料还是医疗机构管理与决策的重要依据。同时，医疗档案还是医务人员科学研究的基础性材料。因此，医疗档案信息已经受到各大医疗机构和医疗卫生高等院校的重视。下面以三级甲等医院医疗档案信息共享服务为例进行阐述。

一、现代医院医疗档案的特性

（一）真实性

患者个人的医疗档案信息不仅是司法鉴定的重要凭证，而且是医保取证的基础性材料，所以其真实性是医疗档案最重要的特点。

医疗档案在形成的过程中，如果存在任何与事实不符的信息，其也就失去了应有的法律效力。医疗档案信息是指医务人员亲自书写并签名的关于患者各方面的检查、化验、影像信息以及临床诊疗方案。初诊时根据患者自身的情况记录患者近期或长期的身体各方面的状态，医务人员采取我们通常所说的"望、闻、问、切"进行记录，该原始记录如实地反映了医务人员为病人诊治的全过程，保证了日后对医疗档案信息的借鉴与利用。

（二）准确性

医疗档案在形成的过程中，不仅要具有真实性还要具有准确性。如果医疗档案信息的真实性是第一性的话，那其信息的准确性就是第二性。医疗档案信息的准确性包括两个方面：一方面，内容的准确性。患者在就医的过程中似乎都有这样的经历，医务人员书写的信息无法辨识，即使是其他的医务人员也很难辨识，这就容易引起不必要的问题，甚至会引起医疗纠纷。因此，医务人员在书写医疗档案信息时，一定要注意内容的准确性，字迹工整，文笔通顺，不得涂改。另一方面，医疗档案书写内容的准确性，诊断结果要依据多方面的检查结果。医务人员在书写患者医疗档案时，要根据患者各方面化验结果、影像报告、物理诊断等多方面综合信息确定执行医嘱，以保证医疗档案信息的准确性。

（三）集成性

医疗档案的信息是具有集成性的，所谓集成性就是强调患者医疗档案的形成是需要一段时间的，甚至需要一生的时间。患者到医疗机构就医，初使挂号，就在医疗机构信息系统自动生成专属患者自己的账号，初步形成医疗档案，接下来的一切检查报告、化验报告、医务人员的诊治过程都连续地记录到患者的医疗档案中，整个过程直到患者出院才会初步终止。患者出院后定期的复查，或者再次住院的信息都要记录在患者的医疗档案中，这就是医疗档案的集成性特点，该特点决定医疗档案在归档过程中，工作人员不遗漏，不归错，保证医疗档案信息的完整性特点。

（四）完整性

医疗档案的信息的集成性要求医疗档案信息的完整性。恰恰因为一个完整的医疗档案的形成在时间上是无法确定的，医疗机构才要确定医疗档案信息是否完整连续，是否有遗漏，是否记录患者就医期间所有的报告、诊断、治疗方案，甚至家族病史、基础疾病史等。医疗档案某一方面内容的不完整直接影响到整个医疗档案，在医疗资料的利用过程中作用的体现，会使医疗档案的作用受到限制，给该医疗档案的利用、评价带来困难，所以，医疗档案信息的完整性是极其重要的。

（五）专属性

医疗档案是一种以一个医疗机构为单位集中保存的档案信息类型，这种专属性在形成和利用过程中都有不同程度的体现。每一份独立的医疗档案只有唯一的一个主体，绝不能含有其他任何患者的信息，同一患者不同时期的医疗档案信息应当集中保管。医疗档案的对象专属性利于查找患者专属信息以及医保取证，伤残鉴定。

二、现代医院档案共享服务信息化建设的可行性

三级甲等医院医疗档案信息共享服务在现行社会对信息共享的需求、国家政策的支持、现代化信息技术的支撑以及经济发展的推动下具有一定的可行性。

（一）国际给予的政策支持

国家政策给予三级甲等医院医疗档案信息共享服务策略的支持。随着经济的快速发展，社会的不断进步，人们的生活水平日益提高，饮食与作息越来越不规律，人们患病的概率显著提高，高血压、糖尿病、心脑血管病已经成为普遍疾病。目前，国家对医疗卫生事业高度重视，提出建设现代医疗机构信息化体制。党和国家全面支持医疗机构数字化建设。

作为文化建设和精神文明建设重要内容的档案管理工作必须顺应现代科学发展日新月异的潮流，按照相关要求提出的采用先进的技术，实现档案管理现代化的要求，积极稳定地开展档案现代化管理工作，为更好地弘扬国家先进文化和全面提高档案管理服务能力和水平做出应有的贡献，这些在政策上给予医疗档案信息资源网络化共享很大支持。

（二）现代信息技术的支持

现代信息技术是三级甲等医院医疗档案信息共享服务策略的支撑。计算机技术和网络技术的迅速发展，引起了信息产业的变革。计算机技术改变了信息处理、信息存贮的方式，网络实现了信息的快速传递。当今社会一个国家的信息技术水平已成为衡量其综合国力和现代化程度的主要标志。医疗卫生事业的快速发展也要求医疗机构实现医疗档案信息管理手段的现代化、科技化、网络化。实现医疗档案信息资源的网络化共享与计算机和网络技术的发展密不可分。

（三）社会对档案共享的迫切需求

社会对三级甲等医院医疗档案信息共享的需求。目前，随着医学事业的发展，医疗机构与医疗机构之间的学术交流在现行社会是尤为常见的，如果医疗机构能够分享到其他医疗机构医疗档案信息资源，那么医务人员职业生涯中的诊断、治疗实践，诊疗技术以及诊疗水平将会极大地提高。同时，人们的健康理念也发生了质的变化，自我保护意识增强，患者有权知道自己的健康状态，有权详细了解相关的医疗档案内容。人们希望借助医疗档案信息来增加健康透明度，通过使用医疗档案信息来维护自身的合法权益。

三、现代医院档案共享服务信息化建设的重要意义

当前，国民罹患疾病的概率提高，疑难杂症明显增多。而各个医疗机构诊治疾病的数目是有限的，遇到疑难杂症通常无任何经验，从而影响疾病的治愈率。实施医疗档案信息共享服务，可以使医疗机构的医务人员及时地利用数据平台、借鉴相关治疗方案，与国内、外有经验的医务人员进行技术交流，查阅先进医学资料，总结医务工作经验，交流工作心得，促进医务工作人员的医疗技术水平。现代医院档案共享服务信息化建设的重要意义主要表现在以下方面：

（一）利于发挥医疗档案凭证作用

档案的凭证价值是档案不同于其他各种资料的最基本的特点。档案是确凿的原始材料

和历史记录，它可以成为考察、研究和处理问题的依凭，认定法律权利、义务与责任的依据。由此可知，医疗档案对于医、教、研各个方面具有凭证价值。医务人员根据患者以往医疗档案信息即既往史——过敏史、外伤史、手术史，以往基础疾病——高血压、糖尿病、心脑血管病，遗传病史——传染病史、家族史来进行医务处理。在医学教学方面，根据以往医疗档案信息总结疾病规律，应用于临床治疗。相关科研人员根据大量共享的医疗档案信息，根据大量数据与实验结果，总结病情转归规律，应用于临床治疗与教学活动中。

（二）利于针对医疗技术进行交流

社会整体角度考察，档案不仅是人类社会实践活动的记录者、承载者；作为凭证与信物，档案之中还积淀、凝聚着丰富的文化内涵，是人类社会发展所必需的精神文化财富，也是人类文明进步的阶梯。大量医疗档案信息存储于信息共享平台，由专业的档案工作人员定期地进行信息处理与维护，从而有利于医疗事业文化积累。传统的纸质病历因为数量众多，而医疗机构医务科的病历储藏空间有限，大量医疗档案无法安置在指定位置，不利于相关人员的查找。

目前众多医疗机构已经实施院内信息共享，然而各个医疗机构诊疗患者是有限的，医疗档案信息也是有限的，建立医疗档案信息共享平台，可以把尽可能多的信息由专业医务人员从医学角度编辑、整理、分类，作为医疗事业的文化积累实现医疗机构医疗档案信息共享，可以实现各级医疗机构医务工作人员互通有无，加强交流，提高医疗水平，扩大各级医疗机构的诊疗范围，节省医务人员流动，提高诊疗效率，真正实现了医疗服务均等化。有利于博采众长，促进中西医的发展与交流，实行医院档案信息共享，可以使医务人员及时的利用数据平台、数字化图书室，与国内外优秀的医务工作者进行技术交流，查阅先进医学资料，总结医务工作经验，交流工作心得，促进医务工作人员的医疗技术和诊疗手段。

（三）利于实现优质医疗资源共享

优质医疗资源集中在大城市中的大型医疗机构，地方医疗卫生资源、诊疗和服务能力严重欠缺；不同地域、不同医疗机构之间条块分割现象严重、信息沟通渠道不畅、缺乏组织协调机制，甚至处于无序竞争状态；各医疗区域间、医疗机构间的医疗服务能力差距悬殊，不仅在医疗规范化建设方面相对落后，在医疗服务质量方面也差强人意；建立医疗档案信息共享服务，可以实现优质医疗资源共享。医务人员根据信息平台的信息，借鉴科学、先进的诊疗方案，提高疾病的治愈率，减少术后并发症，有利于实现优质医疗资源共享。

（四）利于准确判定医疗责任纠纷

档案所特有的原始记录属性使其成为令人信服的、系统完整的真凭实据。医疗档案信息产生于医务人员工作实践之中，具有真实可靠、系统翔实的特点。医疗档案信息包含着所有医务人员在治疗过程中用的治疗方案与病情变化，记载着医患双方应承担的法律、经济、等权利与义务，一旦就此产生疑问、争执甚至出现矛盾纠纷时，医疗档案信息都具有无可辩驳的证据作用，可以有效地平息矛盾冲突、解决相关的利益归属问题，是确保国家整体利益以及所有医患双方正当、合法权益不受侵犯的真凭实据。

四、现代医院档案共享服务信息化建设的内容分析

（一）档案共享服务信息化建设的基础

1. 系统基础

（1）HIS。HIS 系统是保障医疗卫生服务机构正常运转的重要保障系统，是实现医疗机构医疗信息系统的最原始的组件。其主要模块为在门诊工作中的挂号系统、收费系统、医生工作界面、护士工作界面、入院缴费系统、出院结算系统、药局输液室管理系统等。

（2）PACS。在医疗行为的实施过程中，通过各种数字化辅助检查设备，如 MRI、CT、X 线等，其产生的检查结果为大信息量的数字化影像信息，这样就要求对其采集、存储、诊断、输出等大量信息处理等，必须有专门高效的信息处理系统。

（3）LIS。在对临床采集的各种样本进行检验分析的过程中，为保证各步骤间的顺利进行和完美契合，必须有一整套完整的，能够对各个步骤的平均处理时间做深入分析的系统，进而找出各检验步骤间的合理而又协调的规律，合理增加样本在处理环节上的运行效率。

（4）EMR。医生可以通过该系统应用数字化手段记录患者在医疗过程中病情变化以及医疗过程，数字化病历管理可以使医生方便快捷地进行信息查询和既往病历数据统计。这既实现了病历管理形式的革命，更重要的是实现了医学信息的交流的变革、为医疗档案价值的充分实现提供了一种高效的转化平台。

2. 现实基础

（1）加强了医疗卫生体系间的联系。为解决社会医疗资源配置合理的问题，优质医疗

资源多向大城市、大医院集中，基层卫生资源、医疗和服务能力严重不足等问题，医疗卫生体系之间已经加强联系。以黑龙江为例，哈尔滨医科大学附属第一医院与黑龙江中医药附属第二医院已经建立了医疗信息联系，由于哈尔滨医科大学附属第一医院目前患者较多，医疗设备紧缺，一些患者通过信息平台转诊到黑龙江中医药大学附属第二医院做相关影像检查，缓解了检查等候时间过长的问题，提高了就诊效率。

（2）比较完善的网络环境。随着经济的快速发展，科技的迅速进步，医疗卫生体系网络日趋完善。目前，全国三级甲等医疗机构普遍实行远程会诊系统。远程会诊，就是利用电子邮件、网站、信件、电话、传真等现代化通信工具，为患者完成病历分析、病情诊断，进一步确定治疗方案的治疗方式，它是极其方便、诊断极其可靠的新型就诊方式，它与邮件的紧密配合，有力地带动了传统治疗方式的改革和进步，为医疗走向区域扩大化、服务国际化提供了坚实的基础和有利的条件，也为规范医疗市场、评价医疗质量标准、完善医疗服务体系、交流医疗服务经验提供了新的准则和工具。

（3）社会公众健康意识提高。随着社会公众健康意识提高，实施医疗档案信息共享，人们可以比较系统地掌握自己的健康状况，无论患者到任何医疗机构就诊，医务人员根据医疗档案信息共享平台，可以及时掌握患者的既往史、基础疾病史以及家族遗传史，从而更好地进行诊治，提高患者的身体素质。

（4）医疗档案信息共享服务实施中医务人员素质明显提高。

第一，医务人员个人职业道德的进步。医疗机构的病案室长期处在封闭与隔离的环境中，医务人员的工作通常容易被忽视。鉴于此问题，我们要强化医务人员的理想建设，树立坚定的职业信念与优秀的职业道德。医疗机构要以强烈的事业心和高度的责任感，认真负责的工作态度和一心一意的服务思想开展医疗档案信息共享管理工作。在医务人员的工作中，要有爱岗敬业精神，坚守岗位，认真负责，任劳任怨，全心全意为医疗机构和患者服务。

第二，提高了思想政治素质。医疗档案管理工作的政治机要性很强，所以医疗机构的医疗档案管理人员要讲政治。医疗机构医疗档案管理的医务人员一定要具有较高的政治素质和强烈的责任感。医疗机构医疗档案管理的医务人员的首要政治目标就是要做好医疗档案的保密工作。一旦造成医疗档案的丢失、泄露，将会给社会、医疗机构以及患者带来无法估量的损失和影响。

第三，提高了医务人员的专业技能。医疗机构医疗档案管理人员必须不断学习，不断进步，掌握医疗档案信息管理的新方向，因为医疗档案工作的业务性很强。在市场经济条件下，医疗档案管理人员必须更新和掌握新知识，因为医疗档案信息管理工作面临许多新情况、新问题。实现医疗机构医疗档案信息化管理是时代发展的必然趋势，在现代医疗卫生信息的掌握和医疗机构的日常管理中有着重要的作用。长期以来我国医疗机构一直在积极推动医疗档案信息化的管理工作，并初步取得了一些成效，但是医疗机构医疗档案信息化管理的道路依然任重而道远。

（二）档案共享服务信息化建设的保障

1. 体制的创新

三级甲等医院医疗档案信息共享服务过程中体制逐渐创新，指的是三级甲等医院在医疗档案信息共享服务过程中的机构设置与权限划分。在此之前，各地三级甲等医院医疗档案管理缺乏统一的管理模式，机构设置混乱，权限划分不明确。现今，三级甲等医院拥有完善的机构设置，拥有医疗档案信息存储部门，医疗档案信息安全维护部门以及医疗档案信息临床与科研相结合部门，各部门权限划分明确，不得干预其他部门的相关工作。

2. 制度的完善

三级甲等医院医疗档案信息共享服务过程中制度日趋完善。医疗档案信息共享服务过程中制度日趋完善，各三级甲等医院规范了医疗档案信息共享服务的范围，建立严格的医疗档案信息共享服务归档制度确保医疗档案信息完整性，规范医疗档案信息共享服务信息录入的有效性（时效性），建立医疗档案信息共享服务备份系统，保障医疗档案信息的安全性，确定医疗档案信息共享服务过程中的个人隐私安全。实现三级甲等医院医疗档案信息服务，完善的共享制度是具有约束作用的，是必不可少的前提条件。

3. 投入的加大

投入的加大主要是卫生体系加强投入。为了促进医疗卫生体系的健康发展，实现优质医疗资源共享目前不只医疗体系加大投入，各大医疗机构也不断加大经济投入，聘请专业技术人员，专门负责软件的开发，建立数字化医疗机构，研发医疗档案信息共享系统。

（三）档案共享服务信息化建设的实践

1. 建立医疗档案信息共享服务的网络

（1）建立医疗档案信息共享网络。实现医疗机构医疗档案信息共享，关键是建立医疗档案信息共享。网络以及如何维护医疗档案信息共享网络信息安全。我们可以初步构建医疗机构内部以及医疗机构之间的医疗档案信息共享服务策略，该服务策略构建的过程中最重要的就是建立信息中转平台，防止大量医疗档案信息直接读取产生的信息拥堵问题。

第一，医疗机构内部。要实现医疗档案信息共享，必须完成医疗机构内部医疗档案信息的充分共享。

一是科室层次。医疗行为的展开是通过各临床科室的具体工作实现的，根据各临床科室的工作特点配备专用的医疗信息记录系统，进行医疗工作的数据采集、归档、通信、辅助诊断和工作流管理。其中包括病案管理系统、检验信息系统、检查信息系统、生命体征信息系统、病理信息系统、麻醉监护信息系统、重症监护信息系统、急诊急救信息系统、病房管理信息系统等。

二是科际层次。各临床科室专用的医疗信息系统经过电子病历系统对于各临床科室专用的医疗信息的有机配置，把全院所有医疗数据进行统一的拆分与整合，把整合后的信息分配到全院各个职能科室的工作账户终端，进而完成病历的数字化采集、查询和管理。

多种智能化的配套专用软件可以对医嘱和处方录入与医疗规定及常规经验进行全面比对，极大地降低了误诊及错误处置的发生概率。将整合所有这些在科际层面和科室层面信息系统上的全部临床数据，互联至与责任医院管理和财务的 HIS 系统，信息化医院所有业务的过程就将水到渠成，这将为不同医疗机构之间实现医疗档案信息共享以及区域医疗信息共享网络的实现奠定平台。各类专门医疗信息系统的建立是信息化医疗机构的具体实施方案的基础。其设计和实现彼此之间数字化信息的良好拆分整合，是大数据时代数字化医疗体系落实成败的关键。医疗机构内部各医务人员随时随地输入患者的专属账号，即可查看患者所有医疗档案信息，从而减少了以往众多流程，节约了时间，提高了工作效率。

第二，不同医疗机构之间。目前，医疗机构之间的医疗档案信息的共享由于技术水平，资金投入，法律约束力的欠缺，还处于启蒙阶段，在以往专家研究的基础上，初步建立了一种共享模式，该模式具有以下三个层次：

一是同城不同医疗机构医疗档案的共享。由于地域的原因，患者一般在所居住的城市就诊的概率最大。依据患者病情的不同，医疗机构专长领域的不同，患者在几年的时间里，很可能去不同的医疗机构就医，就医期间所形成的医疗档案信息也相应地处于分散的保管。医务人员无法掌握患者以往的病史信息，从而加大治疗的难度。建立同一城市医疗档案的共享会解决这一问题。

二是省内城市间医疗档案的共享。由于当地医疗水平的限制，一些患者不得不到省内大医疗机构就诊，如何获得患者真实、准确、完整的病史信息，是亟须解决的问题。省级医疗共享平台在实施起来比较复杂，需要患者，相关医务人员以及市级医疗档案信息共享服务平台相关工作人员的配合。此共享过程需要如下步骤：

①患者向当地市级医疗机构共享平台提出申请（电子邮件、电话、网络平台留言

均可）；

②当地市级医疗机构相关工作人员将该患者的病史信息传递到省级医疗档案信息共享平台；

③患者医疗机构就医；

④相关医务人员在省级医疗档案信息共享服务平台输入患者在该市级医疗档案信息账号，查询相关病史信息；

⑤医疗机构医疗档案信息平台将新形成的医疗信息储存并传送至省级信息平台，省级信息平台备份后，传送至所在城市的信息共享平台。

该程序是有些复杂，但总的而言还是利大于弊的，以省级医疗共享平台为媒介传递患者病史信息，而不是直接进入患者之前所处的市级医疗共享平台，从而避免全国大量信息交流的拥堵，信息平台出现故障导致该市级信息平台的所有信息无法获取，做到了保护信息的安全。

三是全国范围内各省间医疗档案的共享。基于同一城市与省内医疗档案信息共享服务平台的建设，全国范围内各省间三甲医院医疗档案信息的共享模式就比较简单，但是过程比较复杂。从全国范围来看优质医疗资源多向北京、上海等医疗机构集中，因此应加大资金和技术投入，完善该地区医疗信息平台建设，以防由于大量信息传递，造成的信息拥堵。

（2）维护医疗档案信息共享网络信息安全。现实生活中，医疗档案信息安全管理体系是建立在通信系统、信息系统以及信息安全基础上的。医疗档案信息系统管理、医疗档案信息安全法律法规以及医疗档案信息系统安全保障技术这三个层面构成医疗档案信息共享网络安全管理体系，再加上医务人员的专业教育与技术培训体系。

医疗档案信息系统安全保障技术，可以分为五个方面，分别是应用领域、应用环境、安全管理、密码管理、网络和电信传输等。医疗档案信息安全已成为一整套的安全策略和解决方案。对医疗档案信息系统的关键性信息综合运用防火墙技术、虚拟网技术、入侵疾控技术、网络防病毒技术、安全漏洞扫描技术、加密技术、认证和数据签名技术等多种安全技术，形成多层次的信息安全解决方案。

医疗档案信息共享网络安全管理体系，就是要建立安全组织机构和安全管理制度，以维护信息系统的安全。也可称为"四有"：①有专门的安全管理机构；②有专门的安全管理人员；③有逐步完善的安全管理规章制度；④有逐步满足要求的安全技术设施。从机构和部门的角度看待行政管理，信息系统安全管理包括：人事管理、设备管理、场地管理、媒体管理、软件管理、网络管理、密码管理、审计管理。上述管理都需要建立健全安全管理规章制度。

医疗档案信息系统安全保障技术，主要通过法律技术和规范两个方面进行保障医疗档案信息安全的各种法律制度和法律原则。法律规范就是利用与信息活动有关的国家颁布的法律法规规范和调节人与人之间在信息活动之间的社会关系。医疗档案信息安全法律法规明确医务人员和医疗档案管理人员应履行的权利与义务，依法保护医疗档案信息，惩处违法行为。为实现医疗档案信息共享安全，需要加快立法建设，建立完全适应计算机信息技术发展的安全法制体系，确定医疗机构各部门以及社会各方面在医疗档案信息安全保障中的职责，建立和完善信息安全的监控制度、有害信息的防治制度、信息安全应急保障制度等。医疗档案信息技术标准和医疗档案信息技术规程是医疗档案信息技术规范的两个方面，如计算机安全标准、操作系统安全标准、网络安全标准、数据和信息安全标准等。

另外，医疗档案信息共享管理人员的再教育与培训体系，就是对相关人员进行有关安全教育、职业道德教育、信息保密教育和法律教育。人既是系统的建设者和管理者，也是系统的使用者和维护者。医疗档案信息共享网络信息安全是一个极为复杂的问题，安全是由技术来支持、法律来规范、管理来实现的一项社会系统工程。目前关于信息立法的研究和制定，信息安全技术的发展，信息系统管理的研究正在快速发展中。

2. 优化医疗档案信息共享服务的范围

医疗档案信息包含了种类繁多、构成繁杂的数字信息。因此，患者入院治疗过程绝对不可能作为确定其范围的唯一标准。以医疗档案共享为基础，从而规划医疗档案共享的范围成为另一必要条件。所有数据信息的共享基础，都是要建立一个平台——大型的共享数据库，而医疗档案共享数据库应该结合医疗文书的特殊性，规范数据的保存构架，落实信息存储的立体化、完整性和独立性。主要从以下方面切入：

（1）患者基本信息。患者基本信息包括有：①人口学信息：包括姓名、性别、出生年月日、籍贯、国籍、民族、身份证件、受教育程度、婚姻状况等。②社会经济学信息：包括户籍性质、联系人、联系地址、联系方式、邮政编码、职业、性质、工作单位等。③亲属信息：包括子女健康信息、父母健康信息等。④社会保障信息：包括医疗保险类别、自费与否、医疗保险号码、残疾证号码等。⑤基本健康信息：如外伤史、手术史、过敏史、预防接种史、既往疾病史、家族遗传病史健康危险因素、戒烟戒酒史、亲属健康情况等，这些基本信息是社会个体的特有属性，贯穿患者生存经历，内涵稳定，客观，识别性强。

（2）各类医疗检查信息。随着循证医学的发展，患者住院治疗过程中的检验、检查的数据信息，在医疗档案信息共享过程中变得尤为重要。实现医疗机构间互信的检验检查数据信息的共享有益之处显而易见，不仅可以大幅度地减免重复检查带来的沉重经济与精力负担，还可以减少随身携带检验检查报告及影像资料穿梭于不同的医疗机构之间的不便。同样的，医生可以很方便地应用专属的工作终端，查看患者在其他科室或医院所进行的检验和检查以及相关病历的数据信息。但是目前，由于广域宽带网的发展还存在诸多瓶颈，许多数据信息较大的影像、视频的检查结果很难通过网络快速交换，这成为多类型、大范围内医疗信息共享服务的障碍之一。

（3）疾病防控信息。目前各社区对婴儿及适龄儿童根据国家规定的免疫程序进行疫苗接种，例如，乙肝疫苗、卡介苗、脊髓灰质炎疫苗、百白破、麻疹疫苗等建立预防接种医疗档案，及时做好信息登记和更新，上传至国家信息管理平台，实施医疗档案信息共享。同时，对一些传染病患者，进行隔离性治疗，服用与注射相关药物，并把该诊治过程输入至该患者的医疗档案，利于之后的共享。

（4）病人病史数据信息。因为全国各个医疗机构的性质不同，各大医疗机构主要诊治的方向和重点也不尽相同，这就造成了全国三级甲等医院在医疗档案内容确定上产生了差异。而这些差异间接造成了病人病史无法在一个统一的、共享的系统平台下体现。我国医疗卫生部门对三级甲等医院医疗档案共享服务信息所包含的主要要素作出过规定，但在目前社会，各个三级甲等医院之间还是有很多不尽相同的地方，很难有完全适合各三级甲等医院的格式内容。病人病史数据信息是医疗机构对患者进行诊疗的重要参考数据，是规范三级甲等医院医疗档案共享信息内容的主要环节。卫生部门应该将患者的基本信息、病人病史数据信息和各类医疗检查信息进行有效的统一。

3. 规范医疗档案信息共享服务的实施

三级甲等医院医疗档案信息共享网络由于自身的特殊性，在某些程度上很难承认其法律价值。实现三级甲等医院医疗档案信息共享的有力保障是医疗档案信息的法律价值得到真正的体现。只有加强三级甲等医院医疗档案信息的管理，才能解决三级甲等医院医疗档案信息共享的法律价值问题，使其规范化、科学化和制度化。主要应做到以下四个方面：

（1）规范三级甲等医院医疗档案信息共享服务信息录入的有效性（时效性）。患者从初诊到出院的所有诊疗活动所生成的所有数据和文字由于某些缘故会有些变动，在规定的时间内，有些信息在规定的时间内允许进行合理的修改。而对于修改过的信息，也必须在系统内作出特殊标记，用来记录这一修改行为。但是对于医务人员医嘱类的信息，则在任何时间内都不能进行修改，因为这类医疗档案信息是医疗纠纷的凭证信息，决定着医疗纠纷的责任者。

（2）设计三级甲等医院医疗档案信息共享服务的标准电子签名保障真实性。三级甲等医院医疗档案中的电子签名至关重要。三级甲等医院医疗档案中的电子签名与传统意义上的亲笔签名所产生的作用应该是一致的，它能识别医务人员与患者的身份，准确地判定医疗纠纷中的责任方。换个角度而言，要想实现三级甲等医院医疗档案的法律价值，必须实现三级甲等医院医疗档案电子签名的合法性。因此，我国医疗卫生体系需要规范的设计医疗档案中的电子签名，来确保三级甲等医院医疗档案中的电子签名的法律地位。

（3）建立三级甲等医院严格的医疗档案信息共享服务归档制度确保完整性。三级甲等医院医疗档案信息归档分为逻辑归档和物理归档两种方式。

第一，逻辑归档。逻辑归档是只将患者医疗档案的物理地址或链接贮存在医疗机构HIS系统控制的服务器中，使相关医务人员和政府部门通过计算机网络可对三级甲等医院医疗档案信息进行有效查阅和调用。由于现代信息技术逐渐完善，大型医疗机构和政府部门都拥有了稳定可靠的网络环境和严密安全管理措施，所以这种归档方式已普遍适用。但是三级甲等医疗机构相关医疗档案信息共享人员一定要及时做好备份，防止信息平台各种数据信息由于各种因素的丢失，没有数据副本可供使用。

第二，物理归档。物理归档则是要求三级甲等医院医疗档案信息经计算机设备刻录、拷贝到只读光盘载体上，以便于医疗档案信息的长期保存。三级甲等医院所生成的所有患者医疗档案信息只有在两种情况下才能自动锁定，即患者出院和患者经诊疗无效死亡。与此同时将该患者的医疗档案信息自动转移到数据库中进行保存。

成熟稳定的三级甲等医院医疗档案归档系统，应满足两方面的要求：一是医疗档案信息的完整性。医疗档案信息的集成性要求医疗档案信息的完整性。二是医疗档案信息的安全性。

（4）建立三级甲等医院医疗档案信息共享服务备份系统保障安全性。三级甲等医院医疗档案信息共享得到法律认可的关键性因素是其医疗档案信息数据安全，为了保障三级甲等医院医疗档案信息安全，我国可以采取第三方保管的方式，这种管理模式主要以政府为主导，建立第三方的三级甲等医院医疗档案管理中心，使患者的医疗档案信息脱离医疗机构来进行管理。

第四章 现代医院全面预算管理及其信息化

第一节　现代医院全面预算管理与信息化

一、医院全面预算管理的相关概念

对公立医院进行全面预算管理是政府近年来加强医院管理的重要手段，由于是一种新的制度，所以在操作上还有很多困难和问题，医院管理者对全面预算管理的理解还不全面，并且经常与财政部门预算相混淆，甚至某些概念还是错误的，这对医院加强内部管理，推行全面预算管理是非常不利的。

（一）预算

市场经济发达的国家对预算的应用较早，进行了大量的研究，对预算一词有较多的理解。而我国一般将预算解释为：将来经营的准绳，并用以控制将来营运进行的一种财务计划；任何未来成本的估计；任何有关人力、物力及其资源运用的有系统的计划。

基于以上认识，预算就是在一定科学预测的基础上，为了实现特定的目标，提前将未来一定时间内某一组织的具体经营活动用数量来说明，以此来调整这一组织内部各部门和其整体行为的一种管理方法。

对于医院来说，它是医院未来一定时期内经营计划的数量表现形式，是经营和管理计划正式的、量化的、货币化的表现，能对医院的医疗收入、成本费用、收支结余、现金流量、固定资产购置、库存材料、物资、药品等进行全面预测，从而达到对医院未来经营状况的全面掌控。

预算既是计划的工作成果，又是控制生产经营活动的依据，通过合理分配人力、物力、财力等资源，协助医院实现战略目标和经营计划，并控制开支，提高资产使用效率的工具。预算有别于预测，也不等于财务计划，而是一种基于战略的管理工具和行为。

（二）预算管理

预算管理是基于预算工具，对某一组织实施的一种综合管理手段，是组织围绕预算而展开的一系列管理活动，是利用预算对组织内部各部门、各单位的各种财务及非财务资源进行分配、考核、控制，以便有效组织和协调组织的运营活动，完成既定运营目标的一种管理活动。

预算管理涵盖预算编制、预算执行、预算监控、预算信息反馈、预算考评等一系列内部管理活动，是涉及全方位、全过程和全员的一种综合性的管理系统，具有全面的控制力和约束力。

（三）全面预算管理

"全面预算管理是一种非常有效的财务管理方式，在规范医院内控程序、强化医院内部沟通、提高医院管理水平等方面，发挥着积极作用。现阶段，不少医院都已经开始实施全面预算管理，但是在实践中存在不少问题，如预算编制不全面、执行监督不到位等，影响了全面预算管理实施的效果。①" 一般认为医院全面预算管理是医院内部控制的一种方法，是兼具控制、激励、评价等功能于一体的综合贯彻医院经营战略的管理机制，正确认识和运用全面预算管理工具，对于提升医院管理水平，强化内部控制具有非常重要的意义。

全面预算是关于医院在一定时期内（一般为一年或一个既定的期间）运营、财务等方面的总体预测。它是一种管理工具，也是一套系统的管理方法，通过合理分配医院的人、财、物等战略资源协助医院实现既定的战略目标，并与相应的绩效管理配合以监控战略目标的实施进度，控制费用支出，并预测资金需求和财务成果，其编制、执行与调整涉及医院所有科室及人员。

医院全面预算管理是着眼于医院战略的一种管理机制，其根本点在于通过预算的编制和执行来代替管理，使之成为一种自动的管理机制。作为一种管理机制，一方面要与外部竞争机制相对接，一切以医疗市场竞争为起点；另一方面要与医院内部管理组织和运行机制相对接，贯彻权责利对等原则，以及决策权、执行权和监督权三权分立原则，以权利地制衡保证机制的正常运行。正确认识全面预算管理，要注意以下概念的区别：

第一，全面预算不等于预测。预测是基础，全面预算是根据预测结果提出的对策性方

---

① 沈慧. 医院全面预算管理应用研究［J］. 财会学习，2023，365（12）：61.

案，是针对预测结果采取的一种风险补救及防御系统，有效的全面预算是医院防范风险的重要措施。

第二，全面预算不等于财务计划。全面预算是医院全方位的计划，财务计划只是全面预算的一部分，而非全部。从预算形式看，全面预算可以是货币式的，也可以是实物式的，而财务计划仅限于货币式的表现；从范围上看，全面预算是一个综合性的管理系统，涉及医院各科室和不同层次，而财务计划的编制和执行主要由财务科室控制。

第三，全面预算不是数据的堆砌和表格的罗列，而是一种与医院治理结构相适应的一套管理系统，健全的全面预算制度是完善的事业单位法人治理结构的体现。全面预算管理的目标就是医院的战略目标，通过全面预算管理使医院的战略意图得以具体贯彻，长期与短期计划得以沟通与衔接。

（四）全面预算管理信息化与资金管控

从管理理论的发展历程来看，信息技术逐渐并已经成为现代管理的一个密不可分的组成部分。信息技术包括信息的提取（信息的产生、收集、表示、检测、处理和存储等方面的技术）和信息的使用（信息的传递、变换、显示、识别、提取、控制和利用等方面的技术）两方面。

随着科技和经济的不断发展，信息的管理逐渐成为一门专门的技术，出现了面向管理的计算机系统，即信息系统，用于对某一方面信息的处理、共享、管理和利用。

信息技术的应用将医院推上了信息化管理的轨道，医院信息化或医院数字化实质上是将医院的医疗服务过程、物料移动、事务处理、现金流动、客户交互等业务过程，通过应用网络、计算机、通信等现代信息技术，从深度上和广度上发掘医院的信息资源，以利于作出各种要素优化组合的决策，使医院的资源合理配置，从而提高医院的社会、经济效益和核心竞争力的过程。

医院信息化可以分为三个层面：第一，以数据的信息化实现精确管理。第二，以决策的信息化改善医院经营。第三，以流程的信息化实现规范快速诊疗。全面预算管理信息化是以第一、二个层面的内涵为表现的。全面预算管理信息化或者说信息化的全面预算管理是预算管理方法和信息技术的紧密结合。应用现代信息技术，以数据的信息化实现医院预算管理的科学化，并规范其流程，使医院的预算管理方案制定、执行、实施、反馈更加有效的过程，这也是未来医院全面预算管理发展的方向。

财务管理是医院经营管理的核心，而资金管理是财务管理的核心，现金流量管理是资金管理的核心，如何使全面预算管理落到实处，资金支出控制工具起到了至关重要的作用。医院所有的活动，最终体现为资金的收支，资金的收支是医院经济活动的核心，要想使全面预算管理真实有效，必须借助于一定的资金支出控制工具对资金的收支进行有效控制，全面预算管理才能落到实处。简而言之，资金支出控制工具是医院全面预算管理落到实处的有力保障。

二、医院全面预算管理信息化的必要性

医疗事业的不断发展以及新医改政策的不断实施，使国内许多医院的经济效益和社会效益均受到一定的影响，医院的经济管理正面临着较大的变革。新形势下如何谋求医院经济效益和社会效益的同步增长，已成为当前乃至今后医院改革的重要任务。围绕这两个重点，医院管理者需根据医院客观情况制定中长期发展规划，加快自身发展以适应新的医药体制，同时还要辅以有效的监督保障。医院全面预算管理信息化无疑是实现医院战略规划落地最为有效的方法。

（一）医院全面预算管理信息化的背景

随着医改的进一步深入，医疗行业的市场竞争日趋激烈，医院的发展方向逐渐由单一的技术质量、服务竞争转向全面综合的品牌竞争。医院全面预算管理信息化作为一种高效有序的医院内部运行管理活动，利用先进的信息技术推进财务管理信息化发展，通过严格的全面预算管理、成本控制与绩效考评手段进行控制，实现对医院经济效益和社会效益的及时性、全面性和深入性分析，最终达到提高医院管理水平，提高医疗质量和工作效率的目的。

大多数的医院全面预算管理并没有实行信息化管理，各科室对预算执行情况不能及时、动态了解，很多医院对突发性或临时性的事项缺乏预算，如突发公共事件的支出、对外交流、援外医疗服务等。也是因为预算数据量较大，而没有很好的信息化工具支持则很难实现。再如医技科室的工作量预算和分解，没有信息化工具，该项工作也难以开展。

（二）医院全面预算管理信息化的作用

"全面预算管理能够帮助医院提高管理能力，提高经济效益、合理管控经营风险。[①]"全面预算管理是医院管控的核心，是保障医院发展战略达成的有效管理工具。通过预算编制来事先分配任务和资源；通过预算控制保障医院的经营不偏离医院的战略规划，规避经

① 赖友桃. 公立医院全面预算管理信息化建设研究 [J]. 财经界，2022，634（27）：51.

营风险，实现资金的最大化利用：通过基于预算执行结果的预算考评，制定医院整体的综合绩效考评体系，实现科室、员工的日常行为与医院战略保持一致，在考核评价的基础上进行薪酬分配，充分发挥绩效奖金的杠杆作用。总之，通过全面预算管控，可以充分保障医院的战略目标得到最大化达成，保证员工的行为与医院的整体目标一致，从而实现医院的长远可持续发展。

医院全面预算管理信息化的目的在于加强成本控制，提高运营效率，提升医院全面预算管理水平。医院开发全面预算管理信息系统，可以按类别设置预算项目和业务管控流程，发挥其在预算编制、控制、分析与考核等方面的作用，实现资源与管理、医院与科室的整合协同，促进医院通过全面预算管理实时监控支出，优化业务流程，实现资源共享。

1. 对预算编制的作用

预算编制是预算管理中耗费人力财力最大的工作，也是全面预算管理工作中的重点，这个过程一般需耗用 1~2 个月的时间，甚至更长。为确保编制的预算能反映医院各个层面的经营发展实际情况，医院编制预算一般采用自上而下、自下而上、上下结合的互动性编制方法，有时还要上下循环多次，大量的预算报表、预算项目，冗长的编制和平衡过程，对预算编制人员来讲是件极其头痛的事情。

预算管理信息系统的应用则能有效帮助预算编制人员摆脱过去预算编制的繁杂性，医院建立共享的全面预算管理信息化平台后，各科室、各单位均可在平台上进行协同工作，实现预算信息的传递、审批和反馈，同时还可利用预算系统强大的计算能力和逻辑关系定义功能，通过历史数据参照、预算报表、预算项目之间的联动关系，提高预算报表的编制效率和编制质量。

2. 对预算控制的作用

预算控制是医院内部控制制度的主要方法之一，通过它可以分析比较执行情况，并采取改进措施，确保各项预算工作的完成。目前我国的医院预算控制执行情况并不理想，预算总额基本能控制，但缺乏必要的控制措施，导致医院预算执行控制与预算编制脱节，无法及时获取各个预算科室执行情况，实现即时数据分析，也就很难保证预算的及时性和深入性。

实现信息化管理后，医院可将预算管理系统同财务系统、费用系统或业务系统进行集成应用，预算管理系统实时归集预算项目在预算周期内的实际发生数据，在业务系统进行业务处理时，能够自动根据预算设置的预警控制条件实时检查预算执行情况，如超出预算或达到预算控制条件则给予提示，实现了预算的事前控制。

3. 对预算分析的作用

预算管理信息系统主要解决预算分析的时效性和灵活性。医院实施预算信息系统之后，可以即时地通过组织结构、预算项目、预算期间及预算版本等多个维度进行查询分析。通过对预算项目的预算数据与执行数据进行对比分析，发现差异，逐级穿透，分析差异原因；还可在系统中灵活采用指标分析、对比分析、环比分析、分析报告、指标预警等多种分析方法，为医院改进预算管理体系和经营决策提供数据支持。

第二节　现代医院全面预算管理的信息化建设

随着社会经济的发展和人民生活水平的提高，人们对医疗卫生服务的需求也越来越多样化和个性化。现代医院预算体系管理的信息化建设应运而生。这一改革举措旨在加强医院的财务预算、资金管理、绩效评价等方面的工作，提高管理效率和精准度，进一步优化医院资源配置和资金使用效率。下面，我们将从以下方面探讨现代医院全面预算管理的信息化建设。

第一，全过程、全要素的管理。现代医院全面预算管理的信息化建设是一个系统工程。具体来说，需要打造一个全过程、全要素的管理体系。在严格遵循法律法规的前提下，采用财务管理、成本核算、绩效评价、风险管理等管理工具，建立一套科学、规范、高效的管理体系。医院预算管理的全过程包括了预算编制、预算审核、执行进度跟踪、投资决策等一系列工作，全要素从人员、物资、设备等各方面入手，全方位的对预算管理进行优化完善。

第二，计算机、互联网等现代信息技术的应用。计算机、互联网等现代信息技术的应用是现代医院全面预算管理信息化建设的重要支撑。信息化技术的应用不仅是医院预算管理的基础，而且实现了信息共享和一体化管理。利用计算机进行预算的编制、审核、执行等环节，提高医院预算管理的科学性和精准度。另一方面，互联网和物联网等技术则实现了信息的共享和实时监控，使得医院预算的执行状态、资金进出状况、效益情况等信息可以通过 Internet 进行实时查询与把握。

第三，采用大数据和人工智能等先进技术。近年来，大数据和人工智能等先进技术的发展为现代医院全面预算管理提供了更加广阔的空间。采用大数据进行预算、成本、绩效等方面的预测和分析，从中提取出关键的信息用于决策分析。人工智能则可以通过智能化处理，自动分析和判断财务情况，并给出精准的建议和决策，进一步提高医院的管理效率和精确度。

第四，建立医疗财务计算中心、预算中心、数据共享中心。实现全面预算管理的信息化建设还需要建立医疗财务计算中心、预算中心、数据共享中心等职能部门。这样，就可以进一步优化医院财务预算、资金流动、医疗保险结算等方面的工作，保证能够利用较少的资金获得更好的效益。建立医疗财务计算中心、预算中心、数据共享中心等职能部门还可以促进医院内部部门的协同作业，增强数据的有效集成和共享，为医院管理决策的科学化和精细化提供了基础。

第五，制定科学管理流程、标准和培训专业人员。要想实现医院全面预算管理的信息化建设，更需要制定科学的管理流程和标准，配备相关的硬件和软件设施。建立医院预算管理的科学流程和标准，有助于将管理变得更为规范、系统化和标准化，从而更好地提高医院的管理水平和效率。同时，为了确保预算管理信息化建设的实际效果，还需要培训专业人员，提高他们的信息化水平，让他们能够更好地运用信息化手段对医院的预算管理进行系统化和精细化的管理。

总而言之，现代医院全面预算管理的信息化建设是医院提高经营效益和管理水平的一项重要工作。通过科学的财务预算、成本控制和绩效评价，提高医院的资金使用效率，有效优化医疗资源配置，为人民群众提供更优质、更便捷的医疗服务。未来，随着信息化建设的不断深入，医院预算管理信息化建设势必会成为医院管理的一张重要利器，更有效地维护国家的卫生健康事业和人民群众的健康需求。

第三节　现代医院全面预算管理信息化体系的构建

一、现代医院全面预算管理控制系统

医院预算绩效管理系统中的预算执行控制系统主要包含单据设计、管控流程、管控方式、查询报表及系统权限等，另外还有预算调整、生成记账凭证及生成报盘文件的功能。

第一，单据设计。管控方式与报销单据相关联，可在最初报销时，进行预算额度控制，即达到事前管控的效果。以费用报销单为例，系统化报销有以下特点：①报销人填报单据时，会自动将填报人的岗位、科室等基本信息带出，不用反复填报。②报销单据上会即时显示年度预算，以及报销后年度可用预算余额，且可将其与借款单关联，进行借款冲销。③单据上会将收款人的账号、开户行等信息自动带出。④审批信息实时更新显示。

⑤报销单据可以设置打印格式，选择需要打印和隐藏的内容。⑥为不同的人设置对单据内容的不同读写或无的权限。

对于单据本身，支持上下游单据的定义，下游单据可引用上游单据单号及单据上的所有字段信息，如出差借款单与出差报销单为上下游单据，出差报销单可以引用相关借款单号、借款金额等进行冲销处理，同时，也可以引用借款单中的所有字段信息。当然，上游单据也可以引用下游单据中已生成数据，如差旅费借款单中的已报销金额，可以引用报销单中报销冲销借款金额的合计数。如差旅费报销单，可选择需要冲销的借款单据号，则借款单上的相关信息如借款金额会自动带出，而借款单中累计已冲销金额、未冲销金额也会反馈到借款单中。

第二，管控方式。管控方式可灵活设置，可支持对不同控制范围设置不同控制程度。例如，在填报单据时，设置超过某值百分比后，以"通过""警告""禁止"等方式，从费用申请环节进行管控，填单人需修改报销金额，否则不能提交审批，做到费用的事前管控。还可以从不同角度进行管控，如按不同费用类别控制，按不同部门科室控制：按项目层级等的控制，则属于按范围进行控制。

第三，查询报表。报销人或审批人可对填报单据和审批单据进行汇总查询，并可以进一步调取到原始填报单据。

第四，进度查询。进度查询报表可以灵活设置，如可按组织或科目等进行数据查询，主要查询可用预算、预算在途、预算占用、实际在途、预算数及实际数等数据。

第五，预算调整。系统以版本的形式支持预算调整的过程记录，如原执行预算作为调整前版本，辅以调整版本 V1、调整版本 V2，调整版本单纯记录调整变化的数据，调整后版本＝调整前版本+调整版本 V1+调整版本 V2，预算执行控制时以调整后版本为控制标准：系统有验证规则功能，以颜色标识预警预算调整前后数据的准确性。

第六，生成报盘文件。通过财务管理中的付款导出，能够将系统中的支付明细导出到指定银行的格式文件中，大幅减少出纳的工作量。可以指定多种银行报盘格式，以适应不同银行对报盘格式的要求。

二、现代医院全面预算管理分析系统

汇总分析报表可灵活设置，支持按不同维度组合或交叉进行分析查询，为人员经费按医院组织架构进行汇总查询的报表。

医院管理的核心离不开管理者对预算执行的管控和分析。医院全面预算管理系统能够以灵活多变的形式设置分析查询方案，满足医院不同的查询分析需求。可针对各类型收入、支出、项目等设计层级架构，并支持下钻分析，对各项业务、财务指标提供预时对比分析、差异分析、因素分析等，使医院决策层实时有效地掌握医院经营情况，有效提高在管理过程中不必要的内部损耗。执行情况分析报表主要查询预算数、实际数、预实增减额、预实增减比等，为医疗收入的执行情况查询报表。

第一，智能分析。智能分析的数据源自全面预算管理系统中的全部多维数据，分析图形有如下特点：提供各种饼状、柱状图、线形图、地图、雷达图等丰富灵活的在线分析图形；实现图形数据的上卷下钻、图形联动等灵活的查看方式；支持设计和展现不同风格的主题展示界面；支持构成分析、历史趋势分析、同期上期对比分析、指标分析等不同角度分析的需要；支持所有元素，包括文字说明、图形参数（维度）、颜色大小等，可随时修改或增减调整。

第二，分析报告。分析报告功能支持创建固定格式动态报表，以图文并茂的形式将医院的运营情况进行动态展示，并支持以邮件形式进行定期定向发送给报告使用者，结合报告编制时间，提高报告数据更新的准确性和效率。分析报告可搭建并存储多套分析报告模板，并与分析图形相关联，将图形化的分析引用到分析报告中，随时可基于最新数据生成分析报告。系统按照分析报告模板定时生成的分析报告，可直接以邮件形式发送给院长等中高层管理人员，方便管理者第一时间获知全面预算数据的分析情况。

三、现代医院全面预算管理信息化模型设计

医院全面预算管理系统应采取多维数据库技术，以便支持业务数据多维存储及查询。如可按组织、科目、年、期间、版本、情景等维度对业务数据进行多角度灵活查询及记录，将极大提高预算编制和修改的效率以及分析能力（表4-1）。

表4-1　多维度全面预算管理

维度	适用
组织维度预算	支持各种横向、纵向、交叉矩阵式等管理机构维度预算编制
业务量维度预算	支持门诊人次、每门诊平均人次收费水平、出院人次等各业务量维度预算编制
科目维度预算	分为财务指标分析、总收入、总支出、其他预算科目、会计科目等不同科目维度的预算编制

多维度模型的应用价值包括以下方面：

第一，专业预算都是基于业务驱动的预算，侧重业务数据的因果关系，数据之间的穿透、钻取，需要建立在多维度数据仓库基础上。

第二，全面预算系统需建立在多维度预算模型上，来应对灵活的业务变化，实现多维度分析。实现真正的多维度分析，需要建立在多维度数据仓库基础上。

第三，预算执行、管理需要从多个角度了解医院预算情况，提高预算对决策的支持能力。进程管理者从不同角度了解医院资源配置情况，需要建立在多维度数据仓库基础上。

第四，为支持后期预算执行的多维分析，医院预算编制需要细化多维度预算，预算编制需要建立在多维度数据仓库基础上。

第五，全面预算系统基于数据的分析预测模型，需要建立在多维度数据仓库基础上。

四、现代医院全面预算管理编制及审批系统

医院全面预算管理编制业务逻辑主要包含指标预测、预算目标、收入预算、支出预算、资本预算和财务预算等。

第一，预算编制套表。预算编制套表有统一的文件结构及表单内和表单间的计算规则设置，可实现与 Excel 无缝衔接，具备与 Excel 相似的功能设置，如添加备注、表单链接等。该套表采用 Excel 风格界面，表单结构为行列设置，同时可以通过切换页面维度成员实现数据的轻松转换。

第二，协同预算编制平台。医院各个科室在同一平台进行预算编制，数据即时更新与汇总，可提高预算编制准确性及编制效率。每张预算表单可以设置编制说明及计算关系的文本信息，预算编制人员可以在预算编制过程中随时查看相关表单的填写要求等说明信息。预算编制完成后，可自动生成需要汇总的数据。例如，季度和年度数据由月度数据自动汇总生成，同时，有上下层级关系的数据也会自动计算生成；需要运用业务规则进行计算的数据，则可选择执行或设置自动执行。预算编制人员可以为特定数字添加备注信息，以备查询。

第三，预算编制权限控制。为不同的预算编制人员设置不同的表单与数据权限，实现预算的归口管理，同时加强了预算数据的保密性。从角色、用户到数据权限，实现授权的层层深入与精准管理，同一张表格可以实现不同角色的读写权限。

第四，医院全面预算审批。审批流程实现完全自定义，即根据医院的管理需要，定制出符合医院管理特点的审批流程，并与各预算表单进行关联。实现科室级别的预算提交、审核：按照归口科室分别设置审批权限；重要的预算数据需要进行校验，不正确不允许提交；支持会审、加签等特殊审批需求。审批完成后，数据锁定，形成医院全面预算最终下达数据。

五、现代医院全面预算管理系统技术特性与优势

(一) 全面预算管理系统技术特性

第一，多维数据支撑。采用了国际通用的多维数据仓库及联机分析处理（OLAP）技术，是目前国际主流的财务分析软件供应商共同采用的成熟技术。

第二，直观、强大的业务规则。业务用户可灵活地自定义业务规则，处理预算工作中复杂的业务逻辑关系。

第三，强大的流程管理功能。设置流程引擎，自带流程管理，自由定制不同复杂程度的预算编制审批流程。

第四，纯 Java 开发 B/S 架构。移植性强，可部署于 Windows 系统，客户端无须下载安装任何插件；支持 SOA 架构[1]；自主数据缓存同步技术支持高速数据查询；高延展性；支持集群部署以满足高并发要求；系统部署维护方便，较少 IT 支持；在客户端计算机上不需要安装任何软件，也避免了数据以不同电子表格的形式分散在企业各处的情况。

(二) 全面预算管理系统的优势

第一，安全性。系统访问控制、数据通信加密、系统日志记录、数据备份与恢复等。

第二，开放性。系统采用标准的平台、技术和结构，使其易于与其他系统进行信息交换。有定义规范的数据接口，以实现预算系统与其他业务系统的互联互通以及相互操作。

第三，稳定可靠性。系统支持在高并发大数据量情况下的运行效率和稳定性。

第四，易用性。系统具有良好的用户界面，易学易用，系统功能、业务流程易于理解和操作。

第四，可维护性、可升级性。系统采用结构化、层次化设计结构，易于系统维护和升级，采用模块化设计，并保证了各版本之间良好的兼容性。

第五，规范化。系统支持医院新会计制度，根据医院新会计制度的要求及医院的实际情况，实现会计、成本、物资、资产等子系统代码、核算流程、管理流程等规范化管理。

第六，平台化与自主开发功能。系统采用平台化开发模式，也可支持其他自主开发，可以由医院在平台上做二次开发，并方便挂接到运营管理系统。

---

[1]　SOA 即面向服务的架构，是一个组件模型，它将应用程序的不同功能单元进行拆分，并通过这些服务之间定义良好的接口和协议联系起来。接口是采用中立的方式进行定义的，它应该独立于实现服务的硬件平台、操作系统和编程语言。这使得构建在各种各样的系统中的服务可以以一种统一和通用的方式进行交互。

第五章 现代医院后勤管理及其信息化

第一节 现代医院后勤管理与信息化

一、现代医院后勤管理的内涵

（一）现代医院后勤管理的概述

"随着后勤管理工作的规范化以及标准化的深入，传统的后勤管理模式已经不能满足现代医院管理需求"①，后勤资源管理是指医院后勤保障与服务部门，根据自身的职责、服务内容，按照既定计划和设定的工作目标，部署、落实和实施工作任务的过程；通过领导，组织、协调、控制、奖惩等各种行政和经济手段，对后勤资源进行优化配置，在有效保障医院医疗、教学、科研等工作正常有序开展的同时，提高后勤服务工作的质量和效率，提高后勤资源配置和利用的效益。

（二）现代医院后勤管理的定义

医院后勤管理是一门实践性很强的应用学科，是医院管理学的重要分支，是在自然科学和社会科学相互交叉、相互渗透、相互联系的基础上形成的一门重要管理学科，是保障医院医疗、教学、科研、预防、保健等工作开展和提供配套生活服务的后勤各项管理活动的总称，主要担负着管理、保障和服务三项职能，工作内容和管理范围包括医院安全、医院建筑、后勤设备、物资供应、生活服务。环境与卫生等方面，涉及卫生经济、工程建筑、机械设备、卫生环境、营养膳食、通信网络和园艺绿化等多个学科领域，涵盖多方面的专业知识，具有较强的技术性和专业性。

---

① 李建功，刘志刚，张丰友. 现代医院后勤保障设备的信息化管理探讨 [J]. 南方农机，2020, 51 (9)：232.

（三）现代医院后勤管理的原则

第一，服务第一。医院是提供医疗服务的场所，医院后勤管理应以保障一线，服务一线为中心，满足病患就医合理需求，提供安全、有序、高效的就医环境。

第二，统筹全局。要求后勤管理者要有统筹全局的能力，有计划、有目标、有重点、分步骤组织实施工作，同时要处理好后勤局部与医院全局的关系，后勤管理必须服从医院整体发展和业务工作的需要。

第三，成本效益。医院后勤管理是服务化的管理，也是经营化的管理。服务以顾客需求和产品质量为中心，经营以成本效益为中心，无限制地满足顾客需求，追求成本的降低或利润的最大化都是片面的。医院后勤管理与发展必须考虑服务与成本平衡、开源与节流兼顾、经济效益和社会效益相统一。

第四，安全至上。医院安全管理已经由传统意义上的消防、人身、财产安全和突发事件处理等扩展到医院设备、空间、人流、物流、耗材、物资膳食供应及信息系统安全等方面。医院对患者的安全管理已扩大到从患者踏入医院到离开医院，贯穿诊疗过程、手术安全、感染管理、血液管理、用药安全等多个环节和过程，安全管理已逐步成为医院管理的核心内容。

第五，提高效率。医院后勤管理是医院管理的重要组成部分，在医疗任务中处于重要地位，其工作水平和工作效率的高低直接影响医院的医疗质量和经济效益。特别是在突发事件处理中，效率的高低直接影响医院的安全运行。

（四）现代医院后勤管理的目标

医院后勤资源管理的目标是以患者和临床一线为中心，通过资源的合理配置，提高后勤人员的主观能动性，激发后勤人员主动服务的意识，提升后勤服务质量，提高后勤服务效率，控制后勤运行成本，提升医院的社会和经济效益。努力为患者和医务人员创建优美、舒适的医疗工作环境，通过后勤资源精细化管理，助力医院又好又快发展。

二、现代医院后勤管理信息化概述

（一）信息化

信息化是指培养、发展以计算机为主的智能化工具为代表的新生产力，并使之造福社会的历史过程。信息化是以计算机技术，数学、现代通信、网络、数据库技术为基础，将所研究对象各要素汇总至数据库，供特定人群生活、工作、学习、辅助决策等，并与人类各种行为相结合的一种技术。

信息化一般必须具备信息获取、信息传递、信息处理、信息再生、信息利用的过程和功能。同时，信息化具有易用性、平台化、灵活性、拓展性、安全性、门户化、整合性、移动性等特性。

（二）医院现代管理信息化

信息技术在医院现代化发展和改革中起到了重大作用，是实现医院精细化管理，提高患者满意度，改善医疗服务质量，保障医疗安全的重要途径，医院的信息化水平也逐渐成为衡量医院管理水平的重要指标。

信息化是医院服务流程优化的重要支撑。医院信息系统的应用对于改进患者服务流程，提升患者就医体验有着显著效果。信息化是医院管理模式创新的重要支撑，是推动公立医院改革的重要保障。信息化是医院以临床医疗为中心开展工作的重要支撑。建立以电子病历为核心的医院信息化平台是提升医院医疗质量，保障医院医疗安全，促进医院临床科研能力的重点抓手。

（三）现代医院后勤管理信息化

医院后勤管理的信息化是指通过计算机、数字、现代通信、网络、数据库等技术，将医院后勤管理的各要素数字化，采集、汇总至数据库，为各部门提供及时，准确的数据参考并以此进行操作、管理、决策的一种手段。具体而言，就是将医院衣、食、住、行等服务和保障工作进行数字化管理，如后勤人事安排、物资使用记录、采购记录、资金进出记录、账务明细、设备运行状态、安全工作等。通过运用信息技术能有效地将后勤工作由手动转为自动，提高工作效率。

规范医院运营流程，尽可能地降低医院的运营成本，提高后勤人员的工作效率，塑造医院的良好形象。同时，还能将医院的各种数据按照一定逻辑关系分门别类地进行整理，行为记录为医院的决策管理提供准确的数据支持。

后勤管理信息化不仅扩展了原有传统后勤管理功能，而且提升了管理效率和水平，是一次技术革命，更是一次管理制度的创新，是提高后勤管理合理性和科学性、实现医院精细化管理的重要途径。

三、现代医院后勤管理信息化目标

医院后勤保障和临床工作在医院中属于一个整体，当后勤保障出现问题，将对医院的运营产生非常严重的影响，只有不断提升医院后勤保障服务能力，才能更好地服务临床和病人，而信息化的建设是提升后勤保障服务能力的有效手段。

以技术性服务提升后勤服务的内涵，利用成本核算、流程改造整合后勤保障资源，形成一体化后勤管理体系，从而实现报修业务集中化、巡检工作主动化、合同管理有序化、项目流程清晰化、工作绩效考核数字化、医院知识储备集成化、物资采购申领规范化、成本核算系统化，将后勤管理由原来的粗放型模式转变为精细化、智能化模式，为医院稳步发展提供坚实的保证，实现后勤管理的安全、优质、低耗、高效目标。

四、现代医院后勤管理信息化的必要性

随着医疗事业的不断发展，传统的医院后勤管理模式已经无法满足实际工作需求。医院后勤信息化管理已成为当前医院发展的基本要求。医院后勤在追求质量，效率和安全的基础上提出了后勤服务个性需求、安全运行可控可追溯、质量可控可评价、资源利用集约高效等要求。这也是医院后勤信息化与医疗、教学、科研、人事、财务等业务信息化的不同，不仅涉及的业务量多，而且覆盖面广，涵盖了餐饮管理、房产管理、设备管理、住宿管理、修缮管理、物业管理、能源管理、车辆管理、一卡通管理、门禁管理等，还要求高度体现以人为本的后勤保障体系的构建。

医院后勤信息化管理是一种新型后勤管理模式，具体来说就是对医院数据信息进行处理、归纳以及管理，因此，应该在确定工作方向时，充分利用信息化处理技术及手段来推进医院后勤信息化管理的可持续发展。充分利用智能的信息化工作管理方式，有利于构建更科学、更具体的绩效评价体系，及时掌握后勤各部门的信息。通过信息化管理对数据进行加工，从而使后勤工作更加规范有序。信息化技术的引入使医院管理资源得到了更有效的整合，同时可以实现远程共享管理资源。信息化管理同时可以迅速给医院管理层提供决策依据，从而提高医院管理决策的信息反馈效率。信息化管理模式有利于促进医院整体管理水平及服务质量的提高。

第一，医院管理和运营的需要。目前，绝大部分医院都不同程度上线了各种信息系统，其中许多系统都需要后勤工作的各种状态，数据支撑。如绩效考核（能耗管理、成本核算等）；办公自动化；人事管理、耗材管理、财务管理、院感管理、廉政管理等。医院的安全生产、医院建设、节能减排同样需要后勤管理信息化。

第二，后勤自身管理的需要。随着医院后勤人员素质的不断提高，精细化、制度化管理意识以及创新意识的不断加强，新管理方法的不断运用、科研能力的不断提升、工作效率的不断改善，导致对信息化的需求越来越强。

第三，标准化、规范化的需要。随着科技的进步，社会的发展，医疗机构的规范化、标准化越来越多地应用到管理中，尤其是后勤工作，后勤工作中传统的、重复性高的工作最有可能率先实施标准化、规范化管理。标准化管理目前是管理的最高形式，是一种非常有效的工作方法，能在管理范围内获得最佳秩序。其行为标准包括：决策程序化、考核定量化、组织系统化、权责明晰化、奖惩有据化、目标计划化、业务流程化，措施具体化、行为标准化、控制过程化。这些都离不开信息化，信息化使标准化、规范化更容易实现、效率更高。

第四，考核评审的需要。我国早在 20 世纪就建立了医院评审制度，国家对医院实行分级管理，按其功能、任务把医院划分为不同级和等，不同的级、等都有不同的评审标准。等级医院评审标准（信息化部分）定义了医院等级评价中对信息化建设的评价要求。作业控制语言（JCL）、苹果公司开发的移动操作系统（IOS）等评审评价，对医院也有不同的标准。这些标准的突出特点是评价数据化。在这些评审中，对后勤工作都有相应要求，信息化对通过评审、提升等级、提高影响力都有显著的促进作用。

第五，加强监管的需要。与医院运营相关的监管部门：卫生主管部门、医保管理、消防、公安、环保、卫监等部门对医疗机构的监管已经逐步实施实时，动态管理，并将后勤部门许多工作状态纳入其中。特别是国家以及各地方卫生健康委员会开始加强对公立医院的监管，需要医院以及后勤管理信息化支持，同时加快医院及后勤的信息化建设。

第六，安全生产的需要。目前，医院各种生产设备设施越来越多，安全生产的要求越来越高，随时掌握各种设备设施的运行状态已成为基本要求，如何在第一时间获得设备设施的异常信息，对安全生产非常必要，这些都需要信息化的支撑。

第七，科技发展的需要。新设备、新设施大部分采用计算机控制、远程控制、联网运行、智能化运行等，如果离开信息化，医院后勤工作将受到越来越深的影响，甚至无法开展工作，因此后勤管理信息化已迫在眉睫。一方面，随着社会的进步，智能化设备、设施的普及，不久的将来没有信息化后勤将无法工作；另一方面，目前已经具备医院后勤管理信息化的基础，已逐步走出以往简单。手工的状态，医院信息技术运用已经普及。

五、现代医院后勤管理信息化发展趋势

5G、虚拟现实（VR）、云计算、物联网、互联网+、人工智能、大数据等技术正在带来信息架构体系的变革，新技术的融入使医院后勤管理实现全方位、全对象、全流程的精细化管理成为可能。医院后勤一体化信息平台建设是医院后勤信息化建设的高级阶段。后勤未来发展趋势主要为以下内容：

第一，集成化，即异构系统的融合、功能的整合、数据的共享、交互的协同，实现互联互通，后勤信息应用领域基于平台的集成化程度必将越来越高。

第二，智能化，即基于物联网自动采集与处理技术，基于数据挖掘分析、人工智能的逻辑判断、决策支持、视频识别等技术，实现自动化过程控制、任务管理、智能导航、安全警示、机电设备运营优化、身份识别、状态识别等。

第三，可视化，即利用3维（3D）技术、建筑信息模型（BIM）技术、地理信息系统（GIS）技术、VR技术、移动应用增强现实（AR）技术、混合现实（MR）技术，实现后勤运营环境、运营设施、运营状态基于平台的可视化，实现后勤设备全生命周期运维的可视化。同时利用商业智能（BI）技术，实现数据智能分析展现的可视化；基于信息平台技术，实现服务配置的可视化、消息流转的可视化和系统应用监控的可视化。

第四，多元化，即后勤信息化应用领域日益多元，后勤信息平台集成的应用系统逐步涵盖医院后勤管理的所有领域。

第五，虚拟化，即利用云计算、虚拟化技术，实现基于云端的平台资源存储、平台部署和应用系统管理。随着5G时代的到来，医院后勤信息化系统部署将成为常态。

第六，移动化，即利用无线网络（Wi-Fi）、紫蜂（ZigBee）[①]、蓝牙乃至5G等技术不断引入实际应用领域，医院后勤信息化应用系统和信息平台的应用掌上化、移动化，互联网+的应用将日益丰富。

第七，区域化，即院际间的后勤服务互联与信息共享、区域运维协同、服务支持、数据集成。卫生、环保、公安或消防等部门要求实现的区域级管控接入也将越来越丰富。

第八，标准化，即后勤领域信息相关标准将越来越健全，数据乃至平台建设将向标准化程度越来越高的方向发展。

第二节　现代医院后勤管理的信息化规划与实施

后勤管理信息化是医院科学管理、精细管理的必然要求，是医院管理现代化的标志。先进的医院后勤信息化应用系统是医院高效、安全、平稳、可靠运行的有力保证，对提高医院的服务品质、运营品质、安全品质具有巨大的促进和推动作用。后勤管理信息化涵盖

[①] 　紫蜂（ZigBee）就是一种便宜的、低功耗的近距离无线组网通信技术，是一种低速短距离传输的无线网络协议。紫蜂（ZigBee）协议从下到上分别为物理层（PHY）、媒体访问控制层（MAC）、传输层（TL）、网络层（NWK）、应用层（APL）等。

了医院后勤安全管控、运营管理、服务保障、能效监测、机电管控、成本控制等多个领域，数字化带来了后勤服务和运营管控模式的重大变革。

一、现代医院后勤管理的信息化规划

（一）医院后勤管理信息化规划原则

随着新技术的发展应用和信息化广度，深度的提升，后勤管理信息化建设正在从数字后勤向智慧后勤迈进。数字后勤的建设重点在于业务流程的数字化，智慧后勤则是在数字化医院的基础上，达到信息的高度集成和融合，以多知识融合的智能决策方法和多系统兼容的知识表达方式为特色，充分应用5C通信、信息平台、物联网、云计算、人工智能、知识库、数据仓库与挖掘、人工智能等先进技术和方法，实现后勤运营管理和业务支持的智能化、闭环化、个性化与无错化，实现服务流程的最优化、运营管理的精细化、机电管控的自动化和决策支持的智能化。让管理更简单，让服务更便捷，让管控更智能。智慧后勤是一个渐进和长期的过程。后勤信息化与智能化密不可分，以下是有效规划、设计与实施应遵循相关原则：

1. 集成化原则

集成化就是后勤各应用系统的功能的整合、数据的融合和门户的集成，实现互联互通。首先是同一类系统的集成，如①后勤运营管理系统，包括报修、巡检、设备管理、特种设备管理、运送管理、合同管理、集体宿舍管理等，融合主数据管理、数据统计分析等功能，形成后勤运营管理集成平台；②安全管理方面的系统，包括视频监控、报警、巡更、停车、门禁、危化品管理、安全事件管理等，通过集成，融合GIS、资产管理、报警管理、视频智能分析、人脸识别、人像识别、猎鹰技术等功能模块，建立智慧安防综合管理集成平台；③机电运维管理平台集成供配电控制系统、给排水控制系统、智能灯光控制系统、冷热源控制系统、能效监测系统等，形成对机电管控的一体化集成。其次由同类系统的应用融合逐步发展为异构系统的应用融合，乃至异构数据的融合集成和人工智能应用。后勤信息化系统由单系统功能模块的集成转向单系列多系统的集成，进而转为多系统的集成；由功能的整合、门户的集成，逐步过渡为数据的综合管理和利用共享；由以功能界面的集成展现，集中管理，最终实现一体化后勤信息平台，实现基于平台的统一索引、统一注册、统一门户、统一通信、统一交互、统一数据利用和管理。医院后勤信息应用系统基于平台的集成化程度必将越来越高，必然与医院大信息平台集成融合，基于信息平台的应用将展现一个新的空间与维度。

2. 多元化原则

后勤管理信息化应用领域日益多元，逐步涵盖医院后勤管理的每一个领域，展现方式和实现手段也日益多元和丰富。后勤信息规划应瞄准后勤业务领域的全面数字化并应关注互联网+、人工智能、物联网、5G等领域的多元应用发展。

3. 专业化原则

医院后勤管理信息化系统的设计主要是为了提升医院后勤管理工作的效率和后勤服务水平，医院后勤信息化必须具有符合医院后勤的专业性需求，综合考虑医院后勤管理工作的科学性、规范性、可操作性和专业性，避免出现技术开发与应用需求脱节的现象。后勤信息化产品在每一个领域的应用也将产生越来越多的细分专业公司，多专业公司参与同一个机构的后勤信息化建设是一种必然趋势。

4. 可视化原则

可视化包括界面功能状态可视化、数据展现可视化、系统配置可视化、系统服务监测可视化。数据展现可视化是指利用专业的 BI 软件进行数据多种形态的分析展现。系统配置可视化是指在主数据管理和配置、系统消息和服务的配置等方面可视化。系统服务监测可视化是指对系统消息和服务的流转、数量、报错、系统资源占有情况、系统接入情况进行可视化展现。

5. 前瞻性原则

系统既要满足当前业务需要，又要考虑未来发展，系统需具有良好的架构以适应新技术带来的变革，保证系统在相当长一段时间内不过时、不落后。在基础设施配置上也应考虑功能拓展和应用覆盖的发展需要，在点位、管线、计算资源、存储资源等方面留有余地；在软件系统数据库、开发工具、系统架构、集成平台选型等方面应符合主流发展技术。前瞻性还体现在对新技术的应用上，应关注 5G、人工智能、大数据、互联网+、移动互联、物联网等技术的快速发展，积极应用新技术或为新技术的应用提供条件。

6. 开放性原则

信息技术不断发展，设备不断更新，软件不断升级，各系统间应具备开放性，满足系统的拓展。系统开放性体现了系统的可扩展性和可成长性，在设备的选型、系统的架构上应充分考虑系统延伸和扩展的需要，尤其是信息平台，更应兼容各类交互协议，在数据字典、术语库构建中应注意版本标注，以满足今后发展需要。

（二）医院后勤管理信息化架构规划

医院后勤信息化可以实现对后勤日常管理、服务管理、资产管理、安全管理、能效监测、机电管控、项目管理等方面的信息化，在功能覆盖后勤管理与服务的同时，在技术架构上逐步向平台化、集中化方向发展，如后勤运营管理信息平台、能效监测与机电管控智能化平台、智慧安防平台等。在架构上，包括功能架构、技术架构、数据架构、安全架构等。在机电管理、安全管理等领域，由于数据格式和使用场景等不同，在技术上也有不同的架构呈现。

1. 现代医院后勤信息平台及其技术架构

（1）医院后勤信息平台技术架构。医院后勤信息平台的框架设计应遵循三个原则。①基于医院信息架构分层设计思路。按照医院信息架构理论和方法，以分层的方式设计后勤信息平台，不同的层次解决不同的问题。②基于后勤信息化现状与未来发展，实现后勤信息共享与业务协同，通过平台整合信息并实现应用系统之间的业务协同。③覆盖后勤信息系统建设全生命周期。不仅包括平台技术框架，还包括平台标准体系、系统运维以及相关的信息安全保障体系。

医院后勤信息平台的总体架构设计分为九个部分，包括后勤信息平台门户层、平台应用层、平台服务层、平台信息资源层、平台信息交换层、后勤业务应用层、信息基础设施层以及信息安全管理体系、系统运维管理、规范标准。其中，平台应用层、平台服务层、平台信息资源层、平台信息交换层属于后勤信息平台的软件部分，主要服务于医院信息系统应用整合的需求。医院后勤业务应用层是目前医院内部的后勤业务应用系统，是后勤信息平台的基础和数据来源。信息基础设施层、标准规范、信息安全与系统运维管理服务于医院后勤业务应用系统和后勤信息平台，信息基础设施层主要服务于医院信息系统基础设施整合的需求。

第一，平台门户层。门户层是整个医院后勤信息平台对内和对外使用及展示的界面，根据不同的使用者进行分类。一是专业操作人员门户：针对后勤各类专业操作人员，提供互联网（Web）应用的统一入口，后勤员工和其他后勤服务人员、运维人员的 Web 应用在该门户上使用。二是专业管理人员门户：针对专业管理人员的统一入口和系统单点登录。专业管理人员负责对后勤各专业系统、专业平台进行专业管理、专业分析、专业配置、专业优化。三是管理者门户：针对医院领导、后勤管理人员提供 Web 应用的统一入口，医院管理人员所有的医院 Web 应用在该门户上使用，特别是提供统一的管理辅助决策和临床辅助决策应用。四是服务对象门户：针对患者、医护人员、病患家属等服务对象，提供各项信息化的后勤保障服务。

第二，平台应用层。平台应用层通过后勤基础业务数据的交换。共享和整合，结合后勤运营管理和服务保障的实际需要，建立扩展应用，主要包括总务运营管理、基础业务保障。物业流程监管、设备安全监控、院内一卡通服务、区域后勤服务协同、管理辅助决策支持、系统优化决策支持和公众服务等。

第三，平台服务层。平台服务层的主要任务是为平台提供各种服务，主要包括注册服务、主索引服务（服务对象、后勤员工和各类机构的主索引）、权限管理服务、数据档案服务、业务支撑服务、BI应用、BIM应用、VR应用、AR应用、MR应用等。

第四，平台信息资源层。平台信息资源层用于整个平台各类数据的存储、处理和管理，主要包括信息资源目录库、基础信息库、业务信息库、共享文档信息库、数据资源池、交换信息库、数据仓库、对外服务信息库、智能化管理信息库等。

第五，平台信息交换层。平台信息交换层的主要任务是满足后勤运营、后勤服务、机电管控、安全管理、能效监测和医院管理信息的共享和协同应用，采集相关业务数据并对外部系统提供数据交换服务，包括与区域平台的数据交换。信息交换层为整个平台的数据来源提供技术基础和保障，通过信息标准、交换原则的制订，对业务系统提供标准的信息交换服务，确保数据交换过程的安全性、可靠性，实现数据在系统平台范围内自由、可靠、可信交换。

第六，后勤业务应用层。后勤业务应用层是医院信息平台的基础和数据来源、交互服务对象，主要包括五大类业务系统：运营管理、服务保障、能效管理、机电设备管控、安全防范的信息应用系统。业务应用层要接入到后勤信息平台，为平台提供后勤管理数据，同时，也要从平台获得后勤业务协同支持。

第七，信息基础设施层。信息基础设施层是支撑整个后勤信息平台运行的基础设施资源，主要包括各类系统软件、系统硬件、数据存储、网络设备、安全设备等。

第八，信息安全管理体系与系统运维管理。信息安全管理体系与系统运维管理是整个平台建设和运作的重要组成部分，应贯穿项目建设的始终。其中，信息安全不仅包括技术层面的安全保障（如网络安全、系统安全、应用安全等），还包括各项安全管理制度。因为只有在安全管理规章制度的前提下，技术才能更好地为安全保障做出贡献。同时，完善的系统运维管理也是系统稳定、安全运行的重要保障。

第九，标准规范。标准规范应贯穿于医院后勤信息化建设的整个过程。严格遵守既定的标准和技术路线，从而实现多部门（单位）、多系统、多技术以及异构平台环境下的信息互联互通，确保整个系统的成熟性、拓展性和适应性，规避系统建设的风险。

（2）医院后勤信息平台建设主要内容。医院后勤信息化，在较大规模的三甲医院一般不再是单独系统的应用，而是逐步向平台化集成方向发展，通常在智慧运营、智慧楼控、智慧安防三大平台的基础上，进一步建设一体化后勤信息平台。医院后勤信息平台建设主要包括一个总平台和三个子平台。由于不同公司产品功能覆盖不同，因此实际在后勤信息化产品分类中因集成的内容不同而在平台名称和内容上有所差异，这种差异包括内涵、功能、集成方式等。

医院后勤信息平台建设的目标是建立后勤数据中心和数据应用互操作平台，实现跨系统、跨平台的互联互通和决策支持，实现基于主索引机制的数据资源重组与全局展现，实现后勤运营管理信息化的统一注册、统一索引、统一门户、统一通信、统一交互、统一数据管理与应用，满足标准化的需要、集成的需要、互联互通的需要、共享的需要和决策支持的需要。医院后勤信息平台与医院信息平台应做接口，在主数据管理方面应服从医院信息的数据标准化要求，在应用交互方面与医院信息平台有交互关系。

第一，医院后勤信息平台。医院后勤信息平台又称后勤管理一体化信息平台、医院后勤运营智能管控综合平台，是医院后勤信息管理的顶层平台，是后勤信息化实现数据集成、门户集成、应用集成是数据资源管理利用的核心。平台集成后勤智慧运营、智慧服务、智慧管控和智慧安防的全部或部分信息。

医院后勤信息平台是指通过现代通信技术、信息网络技术、工作流引擎与智能控制技术的集成，对医院支持保障系统的相关设施和业务的动静态数据进行定期采集、存储与集中管理、分析利用，在此基础上建立的集医院设备监控与能源监控、后勤业务管理与决策支持功能于一体的运营管控平台。由于安防系统的特殊性，可将部分数据或部分功能集成进平台中。

医院后勤运营智能管控综合平台又称后勤管控一体化平台，是基于现代医院后勤管理理念，结合后勤业务管理特点，通过智能管控平台将后勤管理业务予以系统化、规范化和智能化，形成的一套构建于平台之上且成熟完善的后勤运营智能管理体系，是后勤各智能化、信息化系统的综合集成。医院可在此体系上充分挖掘智能管控潜力，以提高工作效率，加强有效沟通，降低管理成本，辅助管理决策。医院后勤运营智能管控综合平台包括功能整合与数据整合利用，不仅是一般意义上系统间的应用交互，还包括了数据层面、应用层面、用户层面的集成，也包括了在此基础上一系列平台应用的展现。

第二，智慧运营集成平台。智慧运营集成平台又称后勤运营管理信息平台、后勤管理信息平台、后勤运营与服务集成平台等。智慧运营集成平台是一个集成各类后勤服务领域应用系统以及日常运营管理的数据交换和业务协作平台。平台实现了医院后勤内部业务应用系统的协同性，形成了一个互联互通、支持辅助决策的医院后勤业务协作平台和管理平台。通过信息整合实现作业流程最优化、服务质量最佳化、工作效率最高化、绩效评价自动化、决策方法科学化。平台主要集成了后勤人员管理、资产管理、维修管理、服务管理

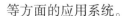

等方面的应用系统。

第三，智慧管控集成平台。智慧管控集成平台又称医院能源与机电管控信息平台、智能建筑集成管理平台、医院机电运维智能管控集成平台、医院智慧楼宇集成平台等，是指运用标准化、模块化、系列化的开放性设计，基于信息平台技术实现医院机电运营管理的各信息系统的功能整合。平台将各自分离的设备、功能和信息集成为一个相互关联、完整、协调的综合网络平台。平台将这些分散、复杂、庞大的各类设备与系统进行充分的数据、资源、服务共享，从而方便地在统一的界面上实现对各子系统的全局监视、控制和管理。通过对各子系统资源的收集、分析、传递、处理，实现对医院内各种建筑设备的有效控制，达到高效、经济、节能、协调的运行状态，提供快速的应急响应，创造舒适、温馨、安全的工作环境。平台重点实现机电管控集成。能效监测监管、机电运维服务集成和机电、能效大数据管理与应用。

第四，智慧安防集成平台。智慧安防集成平台又称安防智能综合管理平台，是指在同一个平台内实现对不同安防或安全管理子系统的集中管理与控制，针对各子系统的分布式部署与集中式管理有机结合，实时采集和检测各子系统的报警信息与运行状态，就相关信息与状态进行综合分析，调动相应子系统联动，完成各子系统与综合系统之间的资源共享、信息交换及警情联动，形成综合性信息融合智能型管理平台。智慧安防集成平台通常集成安防视频监控、门禁、停车、巡更、报警、一卡通等功能，同时依托 GIS、VR 技术及人工智能的应用，实现安防数据的深度挖掘与利用。可实现 AR 云图、环境监测、客流统计、自动巡航、自动跟踪猎鹰追踪、报警联动、人脸识别、人像识别、手机浏览、自动巡逻、多点控制、动态分析、移动侦测等功能。

新一代的智慧安全管理平台是在智慧安防集成平台的基础上，进一步集成危化品管理、风险管理、风险点巡查、安防资产管理等功能。智慧安防集成平台由于通常在基建项目中搭建，所以列入智能化工程项目。

2. 现代医院后勤信息平台数据中心架构

后勤数据中心是以后勤业务为核心建立的、以后勤信息应用系统为数据来源。实现后勤数据系统化、标准化管理和应用的数据中心。首先，基于各应用系统的数据资源抽取或推送，在信息平台上建立后勤数据资源池，将后勤信息应用系统的所有数据，尤其是对决策层和改善服务有导向作用的业务数据集中汇总起来，进行统一管理和标准化处理，进一步建立共享文档库、后勤服务 360 视图、机电管控全局视图和后勤数据仓库。在此基础上，实现管理决策支持、服务决策支持和运维决策支持。由于后勤数据类型的特殊性，后勤数据中心将存在运营管理数据中心、能效数据中心、机电运维数据中心和安防管理数据中心等几个分中心。

（1）数据源。数据来源于各类后勤信息业务应用系统和基于传感器的自动化采集，包括结构化与非结构化数据。

（2）数据处理。数据处理包括数据的数据仓库技术（ETL）、数据的解构与重组、数据标准化、数据共享文档管理等。ETL 是用来描述将数据从来源端经过抽取、转换、加载至目的端的过程。ETL 一词常用于数据仓库，但其对象并不限于数据仓库。ETL 是构建数据仓库的重要一环，用户从数据源抽取出所需的数据，经过数据清洗，最终按照预先定义好的数据仓库模型，将数据加载到数据仓库中去。在医院后勤信息平台建设中，数据接入引擎采用 ETL 技术实现数据的抽取、转换和装载等操作。

（3）数据仓库。数据仓库包括数据文档库、知识库、各类主题数据仓库。对于决策性数据最好建立单独的数据仓库来管理。数据仓库是整合和利用业务系统产生的数据，为决策提供支持的一项技术。为快速展示各种业务统计分析的报表及结果，必须先对不同来源的数据按照主题的不同进行组织和处理，按照业务统计分析的需求搭建数据仓库，实现对数据的多维管理。主题数据仓库是建立在操作数据存储之上的数据仓库，可以自由组合。以医院后勤运营管理数据为核心，整合各类应用系统的数据，形成完整的数据链。

（4）数据应用。数据应用主要是后勤数据展现和应用，包括科研应用、管理决策支持以及 BIM、GIS、VR、AR、MR、AI 的应用。此部分比较重要的根据是 BI 的应用和基于知识库的人工智能应用。BI 主要将医院中现有的后勤运营数据进行有效整合，快速准确地提供报表并提出决策依据，帮助医院作出明智的业务经营决策。BI 是数据仓库，联机分析处理和数据挖掘等技术的综合运用。BI 通常具备优异的数据分析能力及完善的系统、操作与报表管理功能，拥有充分的开放性与兼容性。运用 BI 所提供的报表实时查询、联机分析处理等重要商业智能的强大分析功能，使医院获得全面、迅速的数据洞悉能力。BI 的应用和展示包括数据图表展示、复杂报表的制定和管理、仪表板与驾驶舱、地图与决策图、多维分析功能、智能警告等。

（三）医院后勤信息化整体规划分析

1. 现代医院后勤信息化规划建设目标

医院后勤信息化规划建设的目标是形成医院的智慧后勤发展规划，建设基于"物联网+互联网+信息平台+AI 智能"的智慧后勤体系，有序推进智慧运营、智慧服务、智慧管控、智慧安防等领域的信息化建设，实现后勤服务流程的最优化、后勤运营管理的精细化、机电管控的自动和决策支持的智能化，让管理更简单。让服务更便捷，让管控更智

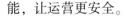

能，让运营更安全。

2. 现代医院后勤信息化规划的程序

（1）业务战略与核心流程的梳理：规划前，需要明确医院的业务发展战略、后勤的发展战略和管理诉求，明确后勤管理与服务的未来发展、模式变化，为业务发展战略的实现提供支撑。

（2）后勤信息化现状的调查：通过访谈、调研等各种方式，了解后勤业务及信息化建设现状并进行分析与评估。

（3）业务模式的分析：对目前医院后勤管理与服务的流程进行梳理，结合医院的战略和后勤服务模式，进行管理评估并提出优化建议。

（4）行业与技术趋势的了解分析：通过参观学习等方式，了解后勤管理、机电管控与信息技术融合发展的趋势，对 5G、云计算、大数据、人工智能、物联网等新技术进行发展情况和适用性分析。

（5）差距的分析：通过医院后勤信息化现状、发展战略、行业与技术趋势对比分析，找出差距。

（6）需求及优先级：根据医院战略、后勤管理与发展诉求及医院资金情况、行业趋势等综合分析，排出建设的优先级。

（7）行业最佳实践：对照国内后勤信息化的标杆医院，进行行业最佳实践分析，学习其理念、功能、流程和方法。

（8）规划设计：根据上述分析，考虑满足各方面利益相关者的情况下，得出符合医院实际情况的总体架构（包括技术架构、信息架构、应用架构），规划后勤信息化实施的组织模式。

（9）项目组合、投入分析、项目启动规划、保障措施分析、规划依据为医院发展规划、后勤发展规划、国家及区域信息发展规划、国家级区域信息标准、IT 发展潮流等。

3. 医院后勤信息化规划的内容

医院后勤信息化规划一般包括现状把握、发展目标、建设内容、建设步骤和配套策略（包括组织、人才、投资等）。

（1）确定医院 IT 建设和后勤信息化建设总体目标。总体目标应与医院后勤发展模式和发展趋势相一致。

（2）分析本院信息化和后勤信息化现状。从而找出差距，确定医院的现实需求。

（3）建立最佳业务流程模型，进行必要的分析论证。

（4）确定后勤信息化总体架构，包括功能架构与技术架构总体架构图，应充分体现整体性、开放性、集成性和前瞻性的原则。

（5）确定后勤信息平台和各子平台、各分系统的基本内容、功能要求等。

（6）确定后勤信息平台数据标准和应用软件各分系统的标准化原则，包括内外部接口原则。

（7）确定各分系统建设的先后顺序。

（8）确定人力资源组织架构。

（9）估算各分系统投资预算、总预算和资金来源。

（10）医院后勤信息化建设的风险评估和应对策略。

二、现代医院后勤信息化规划实施

（一）医院后勤信息化规划实施原则

医院后勤信息化建设是一项宏大而复杂的系统工程。随着医院管理和 IT 技术的不断发展变化，项目建设的周期不断延长，复杂性不断加强，为了保证前后衔接，避免脱节和重复投资，造成人力、财力、物力的浪费，需要在规划实施中把握相关原则。

第一，遵循整体规划原则。任何一个信息系统的建设都不可能马上就可以建成，智慧后勤建设是一项非常庞大、复杂且长期的系统工程。无论从战略上，还是从软硬件系统上都必须服从医院整体信息规划和后勤信息规划，才能为后续的建设指明道路，打下基础。

第二，有序分步实施。建设过程是一个长期的过程，必须分为多个阶段完成，以保证项目建设的可行性和可控性。必须在总体规划的指导下，对整个项目科学地划分实施阶段，逐步完成各项工程的建设。

第三，条件成熟先行。医院后勤信息化建设包含了各种各样的产品，而各种产品又在不断发展和完善，医院后勤管理的业务和流程也处在不断完善的过程中。因此在建设时，不能冒进和盲目跟风，需要根据医院实际情况和管理诉求的迫切性，选择成熟实用的产品或系统，从系统的底层一步步做起，减少系统建设的风险和浪费。

（二）医院后勤信息管理系统的实施步骤

现代医院后勤信息管理系统建设可采用"三步走"的方式进行（见表 5-1）。

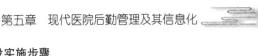

表 5-1 现代医院后勤信息管理系统建设实施步骤

步骤	具体实施内容
一期建设	完成基本运维服务模块，搭建"后勤一站式服务中心"。作为统一服务窗口，快速提升临床对后勤服务的满意度，简化故障报修流程，优化服务流程，进入服务全闭环管理，同步增加部分服务模块，提高服务满意度。建设模块主要包括：运维管理集成平台基础模块、权限管理与注册、后勤知识库及维修管理、二级库存、巡检管理、保养管理、设备档案、医废管理等应用系统。医用气体智能监控、电梯智能监控等涉及安全生产的比较重要的机电管控模块，也可在此阶段完成
二期建设	扩大应用系统覆盖，健全后勤服务体系，提供后勤服务现代化、信息化手段，实现后勤服务更加及时、便捷、高效，对服务全过程进行监督、评价和改进的全闭环信息管理。建设模块主要包括：工服管理、职工一卡通管理、患者一卡通管理、职工订餐管理、患者订餐管理、运送管理、陪检管理、服务品质管理等。机电安全管控模块可覆盖中央空调、给排水、供配电等，建立能效监管平台
三期建设	推进项目实施，促进后勤数据分析，将分散在各部门的信息进行汇总，提升后勤管理水平。建设模块主要包括：工程项目管理、合同管理、固定资产管理、后勤全成本核算、后勤数据商业智能分析等

（三）医院后勤信息化实施常见问题

第一，缺乏内部理念开发意识，后勤信息化认识不足。

第二，缺乏顶层总体设计或不遵循整体规划，碎片化部署。

第三，缺乏集成融合意识，仅注重局部应用，信息孤岛林立。

第四，缺乏合作共赢意识，过分压榨软件价格，合作中问题丛生。

第五，缺乏产品选优的智慧，片面追求廉价或片面以招标规范为名，低价中标。

第六，缺乏借势调优意识，员工推动处理不当。

第七，缺乏软件实施项目管理，实施准备和过程控制不足。

（四）医院后勤信息化项目实施管理

医院后勤信息化应用系统涉及不同的应用部门和应用场景，在具体实施中，应积极引入项目管理的方法和策略。通过项目管理可以很好地控制项目范围、项目进度、项目成本以及项目质量的平衡关系，确保项目的成功。

第一，有效控制项目范围。通过项目范围计划管理。项目范围确认等手段对项目范围进行控制，可以把握项目总体目标，有效控制需求变化，使项目的范围控制在合理范畴内。

第二，确保项目实施进度。通过制订项目进度计划，将项目任务进行细化，可以减少对任务进度控制的难度，避免因某项任务的延期而导致项目整体延期。

第三，有效控制项目成本。通过项目成本估算、项目成本预算可以比较准确地预测项目成本，保证项目资金的筹集。在项目过程中，通过对实际发生成本的监控及修正，达到有效控制项目成本的目的。

第四，确保项目质量。通过项目的质量计划及质量控制，可以在项目的整个生命周期对项目的质量，产品的质量进行有效控制，提高项目质量和效益。

第五，加强项目团队合作。按照项目人力资源管理、项目沟通管理的理论和方法，进行项目团队建设。通过合理有效的激励机制，增强团队合作精神，提高项目组成员的工作积极性和工作效率。

第六，降低项目潜在风险。通过制订项目风险管理计划，对项目风险进行分析，提前做好风险规避或风险缓解措施，使项目的风险降低到最低限度，或者将已发生风险对项目进度、成本、质量的影响降低到最低限度。项目整体推进包括项目启动阶段、实施阶段和收尾验收阶段。

1. 项目启动阶段

（1）编制采购计划。医院后勤信息化应用系统众多，实施建设中包括一系列产品的采购。项目采购是一项复杂的工作，涉及不同的软硬件及不同的厂商，需要考虑如何采购、采购什么、采购多少、采购时机、所采购产品和服务的质量及性能指标、当前价格、市场供求情况等因素，根据项目的进度计划和资源计划编制出详细可行的项目采购计划。项目采购计划应该包括①项目采购工作总体安排。②确定采购所用合同类型。③确定项目采购估价办法。

（2）编制采购合同。为了保证采购计划的有效性，在有限的时间内高质量地获得硬件、软件和服务资源，必须制订项目的招标计划。合同编制过程包括准备招标所需要的文件和确定合同签订的过程、何时开标、选择供方、签订合同，以确保采购的各种产品和服务能够在项目进展过程中及时到位。第一，编写招标文件。请求建议书或请求报价单。第二，编写评估标准。用以对建议书或投标书进行评级和打分。评估标准一般包括产品价格、技术能力、管理方式，技术方案。财务能力、对需求的理解、生产能力和兴趣等。

（3）项目采购招标。医院后勤信息化中不同的应用系统投资各异，必须按照招投标管理办法进行软件、硬件的招标。

（4）组织建设。医院智慧后勤整体规划实施建设是一项复杂的系统工程，涉及项目建设方、项目承建方及项目监理方等各种资源，因此建立一套健全有效的组织保障体系是项目管理及项目成功实施的必要条件和保障措施。在组织保障建设中可考虑以下方式：①项目组需要建设方、承建方甚至监理方（工程项目和大型后勤信息化项目需要项目监理）共同参与；②成立以医院院长、分管院长为组长的项目领导小组，负责项目的领导及资源调配；③成立以后勤分管处室、信息中心主任为项目经理的项目执行小组，负责项目的实施及管理。建设方部门经理接到实施申请后，应任命项目经理，指定项目目标，部门经理及项目经理一起指定项目组成员及其任务，报总经理签署项目任务书。

（5）制度建设。为了保证项目的顺利进行，需要制定各项管理制度，建设单位、承建单位及监理单位各方人员共同遵守。管理制度主要包括日常管理制度、项目汇报制度、项目例会制度、需求管理制度、培训考核制度。

（6）项目计划编制。项目实施应编制有针对性的项目实施方案和技术方案。项目实施计划应包括项目目标、主要项目阶段、里程碑、可交付成果、所计划的职责分配（包括用户）等。

（7）项目启动。医院后勤信息化建设需要多个科室或班组人员的参与。因此在项目启动时就应让所有人员了解项目情况。通过召开项目启动会，让各科室负责人向所有员工传达项目建设的目的、项目建设的内容、项目各方职责、项目建设的周期、项目建设的效果以及在项目建设过程中需要员工配合的工作，使医院相关人员提前了解项目概况，为项目的顺利实施打下基础。项目启动会结束后，要求形成《项目启动会备忘录》，备忘录包括项目启动会召开的时间、地点、人员、各项目小组负责人员及联系方式、院方提出的问题或建议、系统上线的时间或安排、是否需各承担单位帮助解决的问题、项目各方的职责和任务等。备忘录由建设单位、承建单位、监理单位负责人签字备案。

2. 项目实施阶段

在项目实施阶段需要制订详细的项目方案并按方案执行。在执行的过程中对项目进行监控。

（1）项目范围管理。制订项目范围管理计划，确保项目包含且只包含达到项目成功所需完成的工作。范围管理计划需要对项目范围进行定义、确认和控制并制订工作任务分解结构。范围管理计划应当包括项目范围说明书、项目任务分解、项目管理文档和技术文档清单、项目范围变更申请和处理流程。

（2）项目时间管理。项目时间管理又称项目进度管理，是项目按时完成的重要管理过程。在制订项目进度计划时，应将人员的工作量与花费的时间联系起来，合理分配工作量，利用进度安排的有效分析方法严密监控项目的进展情况，使项目的进度不致被拖延。项目进度计划包括活动定义、活动排序、活动资源估算、活动工期估算等。

（3）项目进度控制。项目进度控制是依据项目进度计划对项目的时间、进展进行控制，使项目能够按时完成。有效项目进度控制的关键是监控项目的实际进度，及时、定期地将实际进度与项目计划进行比较，在项目进度发生偏差时采取必要和有效的纠正措施。在项目进行过程中需要定期召开项目例会，通过项目例会了解项目进展情况并对项目进度进行控制。项目进度控制的步骤：①分析进度，找出需要纠正的环节；②确定应采取哪种具体纠正措施；③修改计划，将纠正措施列入计划；④重新计算进度，评估计划采取的纠正措施的效果。

（4）项目成本管理。项目成本管理是项目管理的重要组成部分，是在项目实施过程中，为了保证完成项目所花费的实际成本不超过预算成本而展开的项目成本估算、项目预算编制和项目成本控制等方面的管理活动。在项目计划阶段主要进行成本估算和成本预算，在项目执行阶段主要进行项目成本控制。

（5）项目质量管理。通过质量计划、质量保证、质量控制程序和过程以及连续的过程改进活动，实现项目质量管理。①质量计划：确定项目适合的质量标准并决定如何满足这些标准。②质量保证：用于有计划的、系统的质量活动，确保项目中所有环节满足项目期望。③质量控制：监控具体项目结果以确定其是否符合相关质量标准，制订有效方案，消除产生质量问题的原因。

（6）人力资源管理。项目人力资源管理是指对于项目的人力资源所开展的有效规划、积极开发、合理配置、准确评估、适当激励等方面的管理工作。①提供培训。项目会涉及很多新的技术、新的产品，需要通过培训提高项目团队综合素质、工作技能和绩效。②绩效考核。项目建设各方需要建立内部绩效考核机制，通过对团队成员工作绩效的考核与评价，反映团队成员的实际能力和业绩。③项目激励。通过项目激励激发团队成员的行为动机和潜能，为实现项目目标服务。

（7）项目沟通管理。项目沟通管理是指对于项目过程中各种不同方式和不同内容的沟通活动的管理。管理的目标是保证有关项目的信息能够适时且以合理的方式产生、收集、处理、贮存和交流。沟通要遵循准确性、完整性和及时性原则。为保证沟通的有效性需要采取相关方式及措施。

第一，制订项目沟通协调计划。明确建设单位、承建单位、监理单位负责人，负责项目小组间以及小组内部的沟通与协调。

第二，制定项目工作汇报制度。明确工作汇报的时间及内容。

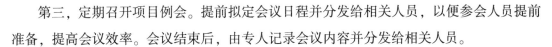

第三，定期召开项目例会。提前拟定会议日程并分发给相关人员，以便参会人员提前准备，提高会议效率。会议结束后，由专人记录会议内容并分发给相关人员。

第四，建立医院后勤信息项目定期工作会议制度。简要汇报进展情况及需协调的工作。

第五，定期提交项目工作进展报告。总结本阶段工作内容、安排下阶段工作任务并提出项目中的问题解决方案及需要沟通协调的事宜。

第六，根据项目的需要不定期召开各类专题会议，及时解决项目中存在的问题。

第七，召开里程碑评审会议，总结经验教训。

（8）项目风险管理。为了减少风险对项目带来的危害和损失，在项目过程中必须对风险进行管理。风险管理包括制订风险计划、对风险进行识别、度量及控制。风险管理计划应描述如何识别风险、如何对风险进行定性和定量的分析、采取何种方式应对风险并对风险进行监视和控制。对项目风险识别和度量应贯穿项目实施全过程，在整个项目过程中根据项目风险管理计划和项目实际发生的风险与变化，开展项目风险控制活动。现代医院后勤信息化建设过程中会出现各种各样的风险，对于这些风险需要提前识别并制定相应的应对措施。

（9）项目培训组织。服务厂商应在调研的基础上与医院方共同商量，编制提供完整的技术培训方案。技术培训的内容必须覆盖本次投标产品的日常操作和管理维护等，并在每个模块上线前，按采购人要求完成培训，直至采购人熟练掌握使用技巧和方法。在使用过程中，遇到系统更新升级或者模块调整等，需要进行相应的系列培训。系统培训工作是整个项目实施过程中比较重要的环节。用户对软件的操作是否熟练将直接影响到后面的软件应用效果，所以软件公司和用户双方要对此阶段的工作给予足够的重视，要充分认识培训的重要性和艰巨性。在项目实施之前对用户进行系统和规范的产品培训是非常必要的，让用户了解软件产品，最终自己能够解决使用中的具体问题。

（10）项目测试与试运行上线。软件开发完成后，应搭建测试环境对用户网络及硬件设备进行测试，对软件系统进行容量、性能压力等测试。在测试基础上，基于用户真实环境，进行小范围试运行。试运行的目的在于确保系统各项功能均能正常使用，并且符合用户需求，同时把尽可能多的潜在问题在正式运行前发现并改正。同时，在正式运行前用户的有关人员能进一步提高操作水平，掌握操作规范。

3. 项目收尾验收阶段

在项目阶段结束或项目整体结束时需对项目进行验收。项目验收需要满足以下标准：①确认项目已经满足所有需求；②确认已经达到所有的完工标准和退出准则；③为满足项目或阶段的完工或退出准则所需要的活动或措施已被实施；④验证所有的项目可交付物已经提供并被接受。

项目完工后，需要对项目的绩效进行评估。主要对项目的水平、效果和影响，投资使用的合同相关性、目标相关性、经济合理性等方面进行全面评价。项目评估可由建设单位自评或者委托专业机构进行评估。项目评估主要包括信息技术评估和应用效果评估。应用效果评估主要包括经济效益评估和管理效益评估。

（五）现代医院后勤信息化基础设施

医院后勤信息化基础设施包括机房、网络、计算与存储资源、感知设备、执行设备等。医院后勤信息基础设施通常在信息化应用实施时同步部署，也有在楼宇建筑建设时预留、预埋。医院后勤信息化推进是时代发展的必然，医院在实施基本建设智能化工程规划中进行前沿性规划和前瞻性基础设施预留，便于未来后勤信息应用系统的部署。

（1）综合布线和交换设施。医院后勤信息化基础网络设施通常属于机电设备网，在部署机电设备网综合布线和网络设备无线网络时，首先需要确定是否基于 5G 环境，由运营商部署 5G 室内分布系统和光纤系统、六类布线系统，医院应采用租用形式。其次要确定使用 5G 的网络切片技术和院内虚拟网技术的领域。最后。医院后勤信息化应用软件通常部署在外网，部分部署在内网或专网，布线时应注意内外网的隔离部署。

（2）服务与存储设施。现代医院后勤信息化应用部署部分医院在本地，需要独立规划专用服务器、服务器集群和私有云存储设备，应在充分计算和规划的前提下进行配置。智慧安防需要较多的存储资源，视频资源保存时间需要 30 天到 1 年不等，并在权限管理上有多元要求，在存储规划时需细致设计。服务与存储设施设计中，应同步进行信息安全设计，包括灾备、防火墙、网闸、计算终端管理、杀毒防入侵等措施。

（3）信息采集与执行设备。医院后勤信息采集设备类型众多，如能效监测的远传水表、远传电表、蒸汽计量表等，空调系统的风速、压差、温度、湿度计量，给排水系统的水压、水位等，在医院建筑改扩建过程中应提前预埋并注意电源的预留。执行设备主要是各类执行器，同各类感知设备一样，应系统规划，预留预埋。在日常管理中，应注意精度的调校。

（4）机房与控制中心。医院后勤信息化应用系统除安防外，通常不部署独立机房，而采用云端部署或部署在医院信息中心。安防如果采用独立机房或设置在安防中心，应注意规范化设计，如供配电，接地、防雷、防静电、防火等设计。控制中心通常包括安防控制中心和后勤服务中心，应配不同类型的计算机终端和电视墙，便于监控管理。医院智慧后勤建设规模大、建设周期长、系统多元复杂，只有起点，没有终点。需要广大医院后勤管理者、一线使用人员和各类医院后勤信息化厂商共同创新探索。

第三节　IBMS 系统在现代医院后勤管理中的应用

一、IBMS 系统的内涵解读

关于智能化集成系统（IBMS）的概念目前主要有两种观点。一种认为建筑设备管理系统（BMS）与 IBMS 仅仅是集成程度不同，但概念相同。BMS 集成了 BAS、CCTV、SAS、FAS、CARD 等系统，IBMS 是 BMS 与 OAS、PMS 组成的智能集成系统。但是，把 IBMS 理解为 BMS，缺少了对大楼非设备信息的处理；把 IBMS 看作由 BMS、OAS、PMS 简单组合而成，也没有充分挖掘智能化系统的信息处理潜力，达到实用、智能的效果。另一种将 IBMS 理解为包含了智能化系统设备运行、联动以及相关智能物业信息的处理等内容，本身包含了集成内容，是 BMS 与楼宇相关的物业管理及其工作流程有机结合的组合体，实现信息的自动处理与查询，改变了传统的信息管理系统。

（一）IBMS 系统建设的意义

在智能建筑系统集成的发展过程中，一方面楼宇自控、综合布线、综合安防、公共广播等系统日益增多；另一方面却由于缺少一个成熟的综合信息集成系统，使智能建筑所集成的软硬件之间、系统与系统之间以及系统运行与实际管理之间出现了相互分割和难以协同的尴尬局面，很不适应客户监控与管理的要求。

IBMS 系统就是为解决这些子系统分制运行的瓶颈，使智能建筑内的硬件平台、软件平台与应用系统之间，以及系统、信息、组织与管理之间实现高度融合和协调运行，构造一个通过信息环境联系该建筑物内的空间、能源、物流环境，即通过对建筑物内所有信息资源的采集、监视以及对这些信息的整理、优化、判断，给建筑物的各级管理者提供决策依据和执行控制与管理的自动化；给建筑物的使用者提供安全、舒适、快捷、优质服务的一体化综合控制与管理的实时智能系统，实现建筑物的高功能、高效率和高回报率。在网络架构里，集成系统是整个系统的核心，它以综合布线系统提供的数字信息通道为基础，通过计算机网络通信设备、网络操作系统与其他子功能系统的信息接口，完成全局事件的综合性决策、控制、系统信息的集成管理。

（二）IBMS 系统的基本架构

智能建筑管理系统由三部分组成，分别为楼宇自动化系统、办公自动化系统、通信与网络系统，主要功能为集成监控、进行全局事务管理、加强各子系统的联系、信息共享等，其集成的内容量随业主需求增加而增加。

IBMS 是以先进的网络技术，计算机技术，通信技术、控制技术和数据处理技术等多项技术为基础，以现代建筑（群）经营管理模式为手段，以实现安全、稳定、高效和集约式管理为目的的综合集成管理平台。其特点是整个建筑（群）的管理、监控系统的集成化、信息化和智能化，从层次上看，三者紧密相连、互相依托、互相支持。集成化是建筑集成管理系统的基础，依托于内部互联网使整个建筑（群）中的各子系统（主要是指建筑管理系统，信息网络系统和通信网络系统）实现互联。

现代网络技术可提供高达千兆的内部传输带宽，保证建筑内各系统能进行高速，可靠的数据传输，并通过开放的网络接口实现远程的授权监控和管理。由于 IBMS 建筑集成管理系统的一个重要组成部分是 BMS 系统，所以其集成应用平台及三层结构最低层应用的技术与 BMS 系统所应用的技术是相近的，如工业标准（OPC）、传输控制协议（TCP）、开放式数据库接口和分布式数据库技术等，实现多种技术的融合及与各种产品的无缝联动响应，实现跨系统的全局响应功能，并为信息化和智能优化提供可靠的平台保证。

信息化是建筑集成管理系统的核心，整个建筑的设备运行信息、人员管理信息、物流信息、服务反馈信息等构成庞大的管理信息源。如何将庞杂纷乱的信息收集、分类，整理成为有序数据信息集合是信息化层的主要任务。信息化的目的就是充分地收集各种信息，为系统优化提供数据支持，为管理者提供有效的决策依据。最重要的一点是，它是整个系统的信息中心，所有的数据和信息都保存在信息化层，一般可以考虑的数据库为结构化查询语言（SQL）、SERVER、DB2 和 ORACLE，可以采用的存储硬件包括大容量硬盘、网络存储设备或磁盘阵列。信息化层收集的信息包括设备运行状况、能耗分析、人员信息、物流信息、成本分析、满意度调查和人员管理等多方面综合信息。

二、IBMS 系统在现代医院后勤管理中的实际运用

IBMS 作为智能建筑最关键的神经系统，不仅需解决多个复杂系统以及多种控制协议之间的互联性和互操作性问题，而且要解决用户的二次开发问题。随着移动互联网、物联网、云计算等技术的快速发展，IBMS 的应用已经开始辐射到不同类型的建筑中。目前在城市火灾报警跨系统联动，城市综合体和校园中的应用已经取得了非常好的效果。同时，

IBMS 在医院建筑管理中的应用也在逐步完善。

（一） IBMS 在现代医院后勤管理中的应用

IBMS 管理把医院内排水与集中纯水系统、配电系统、暖通系统、智能照明系统、能耗管理系统、医用气体系统、环境监测系统、消防系统、设备运维系统、智能报警系统、一卡通系统、车辆管理系统等多个子系统集成在同一个运维平台上。IBMS 是医院的动态运行数据，包含 BA、智能照明、停车、配电、安防、消防、医用设备等的集合。IBMS+BIM 打通了医院设计、施工、运行间的数据，实现了医院的可视化、全生命、全方位、一体化管理，为医院全生命周期的所有决策提供可靠的依据。

1. IBMS 在配电系统中的应用

电力智能管控平台设计与电力部门的电力监控系统对接，系统获取变压器进出线回路数据，对变压器能效进行监测，获取各馈线回路，包括三相电流、电压、功率因素等电能参数，分析各种用电回路的需量，识别有效负荷与无效能耗，进行整体用能分析。通过实时数据分析变压器的变损与线损，对断电、用能设备异常、能效监测仪表异常等用能异常系统进行报警，为医院后勤管理部门提供真实的数据平衡依据，甚至可实现变配电运行监测与告警及无人值守。电力部门的电力监控系统可以独立集成到电力智能管控平台系统中，通过以太网口和电力智能管控平台系统进行数据通信，采集相关信息，提供对建筑的设备运行电力和能源消耗的统计报表并给出节能建议。

2. IBMS 在暖通系统中的应用

系统能实现手动、自动模式切换。运行手动模式时，能在中央监控界面上操作各台冷机、水泵、冷却塔的启停状态，给出冷冻水供水温度设定值、冷冻水供水压力设定值等参数，运行自动模式时，手动控制失效，系统按照预制的节能策略以及时间表自动控制各个机电设备的运行状态。

第一，系统能根据预定的系统启停顺序表和时间表，定时、按顺序自动启停冷源设备和热源设备。冷源设备的启动顺序为：冷却塔风机、冷却塔电动阀、冷却水泵、冷冻水泵、冷水机组。停机顺序相反。热源设备启动顺序为：热水循环泵、热源（锅炉、热水机组）。

第二，系统能在季节变化时自动切换系统上的阀门，完成运行模式切换。

第三，系统会根据室外气象参数、地理位置等自动设定冷冻水供水温度，分时段、分季节控制。

3. IBMS 在消防系统中的应用

消防监控子系统与智能管控平台进行联动，当发生消防安全故障时，系统会自动报警，报警点所在区域的摄像机会自动切换到预置位置，并呈现在集成管理平台管理计算机上，从而快速锁定入侵者。详细的信息以直观画面呈现，用户点击相应的报警信息，会弹出窗口显示该报警信息的详细内容，如相关的设备运行状态、报警信息点位置、相关的画面等，告知时间、地点、画面、事件组合的详细内容，以便用户采取接下来的行动。同时，处理该报警信息的预案会以列表的方式显示给用户以供选择或参考，从而指导物业管理人员逐一确认报警和操作相关设备。

（1）系统功能。①火灾自动探测系统的实时监视。实时监视现场末端的火灾探测器、消火栓按钮、手报按钮、消防电话的运行、预警数据，在系统大屏上显示运行状态信息。②消防的防排烟系统的实时监视。实时监视防火阀、排烟百叶窗、排烟风机、正压风机等设备的运行状态并在系统大屏显示运行状态信息。③消防水系统的实时监视。通过消防监视模块对水流指示器、压力开关等设备的状态进行实时监视并显示状态信息。④漏电火灾系统的实时监视。通过漏电报警主机对各个配电柜中的剩余式漏电火灾探测器的状态进行实时监视并显示运行状态信息。⑤防火门系统的实时监视。通过防火门控制器对现场每个防火分区的防火门与卷帘门的运行状态进行实时监视并显示运行状态信息。⑥能提供火灾自动报警系统（以下简称 FAS）的报警记录，信息分类和报表。⑦能提供 IBMS 管理员确认火灾报警信号的时间并记录报警信息相关人员的资料。

（2）系统优势。①视频监控系统联动。当 FAS 系统确认火情时，IBMS 通过查找到火灾发生位置附近的摄像机编号，将带云台的摄像机旋转对准火灾发生处，利用视频矩阵将火灾发生处的视频信号在 IBMS 监控显示屏上显示并记录。②智能照明系统。当 FAS 系统确认火情时，IBMS 通过确认火灾发生的现场位置，强制开启相关楼层区域的照明。③信息发布系统。当 FAS 系统确认火情时，IBMS 将在现场各个信息发布显示屏上发布火警情况通知，并提供最佳疏散路线。通过 FAS 联动预案的设置，在火情发生时，除了消防系统自身的联动得到响应外，各相关子系统之间能够实现相互协同工作与联动控制。

4. IBMS 在医用气体系统中的应用

医院的医用气体包含医用氧气、氮气、二氧化碳、正压空气、负压空气等常用气体，主要应用于手术室、ICU 抢救室、普通病房、高压氧舱等，是医院医疗、教学、科研的重要工具。

（1）在汇流排系统中的应用。汇流排系统通过压力传感器实现对汇流排压力的监测，

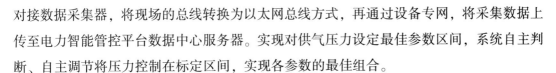

对接数据采集器，将现场的总线转换为以太网总线方式，再通过设备专网，将采集数据上传至电力智能管控平台数据中心服务器。实现对供气压力设定最佳参数区间，系统自主判断、自主调节将压力控制在标定区间，实现各参数的最佳组合。

（2）在医院中心供氧系统中的应用。对中心供氧设备运行状态、气体压力、流量、区域氧气流量等参数进行实时监控。保证氧气的正常供应以及在异常情况下的实时报警。系统建立设备台账，方便数据调阅，确保相关人员可以方便快捷地调阅资料，实现中心供氧设备巡检保养规范化，以及对维保单位的有效监管。系统会对设备校验日期进行分析并提示中心供氧设备管理员对设备压力容器及附件的定期校验。实时监控中心供氧设备运行状态、压力等参数，系统对参数趋势进行实时分析，确保氧气的正常供给。

5. IBMS 在环境监测系统中的应用

环境监测系统的实现遵循如下原则：当所监测的环境参数达到临界值，或者空间环境品质超警戒值，系统的越限告警服务可以进行判断告警。环境监测系统根据不同的需求进行模式设定，通过在软件界面环境监测模块实时显示不同功能房间的环境温度、相对湿度、二氧化碳、环境温湿度指示灯参数等环境数值并对历史数据进行统计，分析变化趋势，智能调控室内温度、湿度、负离子等参数的含量。

6. IBMS 在智能照明系统中的应用

智能照明系统的所有功能都通过总线来控制，是从节能增效角度出发，对公共区域照明灯具实现智能化自动控制的整体解决方案。系统可通过定时控制、感应控制、照度控制，自动运行到最佳状态，合理节约能源，方便管理和维护。

智能照明控制系统需分楼层记录各个楼层的公共照明总电耗，记录间隔 15 分钟，记录数据不少于 1 年。同时需记录上述各项故障报警发生的内容和时刻（通过能源管理子系统实现）。系统能实现手动、自动模式切换。运行手动模式时，能在中央监控界面上操作各照明回路的启停状态；运行自动模式时，手动控制失效，系统按照预制的节能策略以及时间表，自动控制各个照明回路的运行状态。医院智能照明控制系统可以提供 7 种照明模式。

7. IBMS 在能耗管理系统中的应用

系统能够针对耗能设备的耗能情况进行管理，并且根据耗能情况进行控制策略调整，并且辅助日常运维管理。耗能系统功能包括数据汇总、数据管理、数据分析、虚拟仪表、能耗 KPI、能耗预算、反向控制等。

8. IBMS 在设备运维系统中的应用

IBMS 集成管理平台采用功能强大的工作流引擎，统一消息平台，实现高效的信息交互。对设备资产实施采购、安装、使用、巡检、保养、维修、报废等一系列过程，通过大数据积累，综合分析设备的可靠性和经济性之间的平衡。在智能报警系统中的应用 IBMS 集成管理平台采用"全局指挥、应急联动，操作简单、安全可靠"的设计原则。软件采用平台化的设计架构，通过从各个弱电子系统独立的数据库中进行数据抽取、整合以及更新和校验，实现多方位、多角度收集相关信息。通过统一平台实现集成，辅以预案库自动生成，形成具有报警统一、应急联动、指挥调度、现场管理等综合功能的系统。告警分轻重缓急，智能化集成管理平台可以联动指挥屏，提供报警信息滚动显示。

通过报警集中分类管理、设备故障、安防报警、火灾报警等会分为不同强度及不同等级，以信息提示的方式，实时更新在报警信息栏中供用户决策。不同程度告警可以在不同界面上显示。告警信息可以通过屏幕闪烁显示、浮动框文字显示、短信提醒、自动呼叫电话号码等方式进行提示，以免用户错过重要信息。

9. IBMS 在停车场管理系统中的应用

停车场管理系统以智能 IC 卡为信息载体，通过 IC 卡记录车辆进出信息，利用计算机管理手段确定停车计费金额，结合工业自动化控制技术控制机电一体化外围设备，从而控制进出停车场的各种车辆。

IBMS 集成管理平台能够将毫无关联的各个弱电子系统，通过标准的通信协议链路，采用相同的网络环境，最后用统一的软件界面进行集中监视管理。相关人员通过统一的软件界面观察到现场的环境温度、相对湿度、门的状态、现场实时图片等参数，空调机组、冷热源泵、消防水泵、高速电梯等机电设备的运行状态、功耗情况，传媒大厦的能耗趋势、天然气使用情况，通风和照明情况，安防报警的布放状况，消防系统的烟感、温感的状态及联动状态，等。管理平台以动态图形以及变换趋势图等直观显示设备运行的状态、变化趋势、联动链路等。IBMS 集成管理平台替代了以往每个系统工作站的方式，不仅降低了系统的初始投入，并且让管理变得更高效。

10. IBMS 在排水与集中纯水系统中的应用

系统通过对接原有给排水系统的 PLC 设备，接入输入输出模块（监测水池水位、水泵状态、水流开关、供水压力等）给排水监控系统可实现给水、排水自动控制，以及监测给排水设备及系统运行情况，及时发现故障报警，进行报警情况处理，提供监测、控制、数据采集、告警、查询等服务。集中纯水系统通过数据采集器将运行状态、告警信息、水温、水质、进水压力和出水量等现场数据，上传至电力智能管控平台数据中心服务器，达到实时监测（主纯水供管计量，监测数据与动态趋势）和告警服务的目的。

（二）IBMS 系统在现代医院后勤管理中的发展

IBMS 管理把各种子系统集成为一个有机的统一系统，其接口界面标准化、规范化，完成各子系统的信息交换和通信协议转换，实现四个方面的功能集成：所有子系统信息的集成和综合管理、对所有子系统的集中监视和控制、全局事件的管理、流程自动化管理，最终实现集中监视控制与综合管理的功能。但是 IBMS 管理无法对所集成的子系统实现智能管理，仍然无法实现楼宇一体化管控，所以需要建设一个能对整个楼宇可进行监控的智能联合管控系统，也就是智能联合建筑管控系统。

智能联合建筑管控系统，采用现代化技术对医院内所有建筑设备进行全面有效的监控和管理，实现对建筑内的空调、给排水、供电、防火等设备的综合监控和管理，为医院建筑的高效、节能管理提供辅助、决策手段，也使建筑处于高效率、低能耗的正常运营状态。智能联合建筑管控系统的管理在医院建筑的整个生命周期中都发挥着重要作用，同时在建筑全生命周期的各个阶段不断更新，其中的信息是延续和一致的，并不会因为医院建筑完工就戛然而止，信息的生命会不断延续到医院建筑后期的运营状态中。同时，系统中也存在着庞大的数据量，在众多数据中提取有用的数据应用到医院建筑的运维管理中也是一项艰巨的任务，需要系统管理者不断研究与学习。此外，由于智能联合建筑管控系统涉及许多敏感的控制点，对其操作的安全性也提出了比较高的要求，某些破坏性的操作或者误操作都可能造成不可挽回的损失。因此，需要管理者能够合理掌舵，有效避免外界条件带来的不安全因素。所有的技术及数据将由 IBMS 的人工智能与物联网整合，智能大楼通过智能手机终端、大楼广播等系统与每个居民对话或接受居民服务请求，大楼监控系统则是智能大楼的"眼睛"，可以实时辨别建筑内外环境状态，居民与其他人员。所有的大楼自动化及信息系统都已被联通，在事先的授权下，智能大楼可以通过各种接入信息来为大楼管理者、居民、工作人员及保安人员等提供快速信息分析、事件响应建议与优化的改善建议。

第四节　现代医院后勤信息化云平台管理及大数据应用

随着医院后勤改革的不断深入，依托于云平台的信息化管理是医院后勤发展的大势所趋，现阶段已成为业内共识。云平台充分利用信息化工具建立了庞大的数据库，对医院后勤信息化和精细化管理具有十分重要的作用。

一、现代医院后勤信息化云平台管理及大数据

（一）现代医院后勤中的信息化云平台管理

"云"即通常所说的网络或互联网，而云平台是借助网络或互联网提供数据以及数据存储运转的空间。云平台允许开发者们将写好的程序放在"云"里运行，或是使用"云"里提供的服务。云平台可以大致分为：①以数据存储为主的存储型云平台；②以数据处理为主的计算型云平台；③以计算和数据存储处理兼顾的综合型云平台。

1. 现代医院后勤信息化云平台的含义

医院后勤信息化云平台是一个数据储存处理、数据计算、运维管控兼顾的综合型云平台。平台将医院后勤运营管理系统统一集成在一个云平台上，对所有子系统产生的数据进行储存和算法分析并利用分析结果对子系统进行集中监视和控制，用集成化、智能化的管理模式替代传统的后勤管理方法，体现医院不断创新的后勤管理理念，提升医院后勤信息化管理水平。

（1）现代医院后勤信息化云平台建设理念。

第一，提高医院后勤数据储存和分析利用的效率。

第二，减轻医院内部网络的负担，增强医院内部网络的安全性。

第三，便于服务公司对云平台进行维护。

第四，节约医院后勤运维成本，提高医院后勤工作效率。

第五，促进信息流通和资源共享。

第六，实现医院后勤资源的合理配置。

（2）现代医院后勤信息化云平台价值。①有效促进各种资源整合，实现资源共享，极大地提高医院后勤管理乃至整个医院管理的整体效能；②满足医院日益发展和高效运行的需要，从而促进医院的持续、快速、有序发展；③改善医院后勤管理协调联动不足的现状，提高医院后勤管理的水平和医院后勤运维的效率，增强医院对各种突发事件的应急能力，极大地促进医院后勤工作效率的提升，提高后勤服务的满意度，从而为塑造高效型、服务型医院形象奠定坚实的基础；④将传统医院后勤管理从阶层管理转换为平层管理，统一领导，统一决策，实现精确、精细化管理。

2. 现代医院后勤信息化云平台管理的意义

（1）改变传统管理模式，提高管理水平。依据目前现行的医院管理制度相关要求，现

代化医院综合管理系统的设计具有合理性、规范性和统一性的特点，可以改变传统、呆板、静态、缓慢的管理方式，为管理层提供全面、快速、准确的决策依据，极大提高了医院整体管理水平。通过整个综合管理系统，利用信息化技术管理医疗质量、人力资源、教学科研、绩效考核、经济核算，理顺了医院后勤管理程序，创新了医院后勤管理模式，为实现医院发展的综合目标提供了切实有利的环境。

（2）重塑医院形象，提高经济效益。医院后勤信息化云平台管理系统通过先进的管理手段可推动管理观念的变革，使医院后勤部门的工作效率、服务质量和服务水平得到很大程度的提高，重塑医院的整体形象，在相当程度上稳定并增加就医人数，提高经济效益。例如，对后勤材料的采购、计价实行统一的信息化管理，减少医院后勤无形的经济损失；对后勤库房物资实行严格的进销存管理，增收节支；通过医院后勤信息化云平台进行自动计费，有效规避人为差错。

（3）降低运营成本，提高后勤绩效。医院后勤信息化云平台、行政管理系统相互配合、相互贯通，严格控制"跑、冒、滴、漏"，保证各项工作的顺利实施和效率的提高，从而带动医院经济效益的提高。

（4）以患者为中心，改善医患关系。作为医疗单位，以患者为中心，回归医疗单位的公益性，以提高服务质量作为服务广大患者的根本出发点。医院利用信息化云平台，可以为患者提供更好、更全面的服务。基于云平台的现代化医院后勤综合管理系统可以在订餐、挂号预约、医疗信息查询等各个环节提供方便、快捷的一体化服务。同时，让患者将医院视为一个整体，而不是一些罗列起来的服务部和临床业务部门，缓和患者的消极对立情绪。对医院后勤部门来讲，后勤信息化云平台通过医院内部不同的服务应用系统连接起来，为患者提供方便和快捷的服务响应，从而节约患者的时间，减少医疗差错，提升医疗服务品质，尽量避免医患矛盾的出现。

（二）现代医院后勤信息化平台大数据应用意义

大数据是指那些超过传统数据库系统处理能力的数据，其数据规模和传输速度要求很高，或者其结构不适合原本的数据库系统。为了获取大数据中的价值，必须选择其他方式进行处理。数据中隐藏着有价值的模式和信息，在以往需要花费时间和成本才能提取这些信息，如谷歌都要付出高昂的代价才能从大数据中挖掘信息。如今的各种资源，如硬件、云架构和开源软件等，使得大数据的处理更为方便和廉价，即使是在创业中的公司也可以用较低的价格租用云服务时间。对于医院来讲，大数据的价值体现在分析使用和二次开发这两个方面。

现代医院后勤大数据应用的意义在于以下方面：

第一，促进后勤数据统计信息化、自动化。通过云计算和存储功能，使管理系统各种数据的计算、分类、归集、存储、整理、分析等易于操作，使后勤各项统计工作更便捷，为考核提供了数据保证，同时避免人为采集数据的失真和复杂，减轻工作人员的工作强度，确保数据来源的真实可靠，缩短数据统计周期，极大地提高了工作效率。应用云服务技术，使数据库内的数据存储、迁移更加方便，实现资源共享，解决医院后勤信息系统的系统异构集成、数据共享和数据交换传输标准等关键性技术问题，将这些分离的"信息孤岛"连接起来，避免信息重复输入，减少信息存在的冗余，消除大量的垃圾信息，保证信息交流的一致性和医院后勤内部各项数据的安全畅通。

第二，实现后勤服务标准化、精细化。引入大数据之后，几乎每项后勤管理与服务内容都要进行量化，实施时要进行数据录入，建立了客观的倒查机制，进行事后追责。通过医院后勤管理与服务内容的量化，实现医院后勤管理向数据化管理转型。在医院后勤管理与运行数据化的基础上，通过标准化制度来设立医院后勤管理与服务的统一标准，将实际管理和服务的数据与标准数据进行对比，找出差距与不足，进而实现高质量管理与服务的常态化、稳定化。

第三，实行医院后勤质量管理。随着社会的发展，患者对医院的服务需求，从单纯的医疗服务上升到包括医疗服务、安全保障服务、环境卫生等一系列服务，而且对服务品质的要求越来越高。医院后勤服务的运转效率和质量将直接影响到医院整体服务的质量和社会信誉。因此，医院后勤服务质量管理的重要性不言而喻，是整个医院基础质量管理水平的重要组成部分。

利用大数据管理医院后勤，对医院后勤服务质量指标进行全方位监测，保证医院后勤管理者及时了解指标的动态变化以及发展趋势并可以根据实际情况进行有针对性的干预，确保提供满意的医院后勤服务。

第四，评价医院后勤人员工作。在大数据时代下，很多服务业都利用微信平台对用户进行服务，采用网上投票等手段，利用微博、微信等社交手段提升医院后勤管理服务。医院后勤管理部门可借鉴这种手段，员工可以对医院后勤服务进行实时投票、投诉和反馈等，如利用大数据等手段，让员工对每周的菜谱进行投票，提高各个食堂的服务质量，根据员工的投票结果对食堂进行调整。

第五，强化绩效考核。在大数据应用管理的推动下，合理设置考核指标体系，如服务时间、服务态度、服务质量、成本指标、能耗数据等，可以更加充分地整合这些数据并精确到人，保证绩效考核更具针对性和确切性，将个人绩效与成本充分结合，明确个人对于

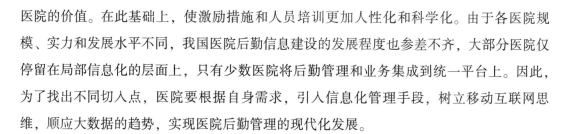

医院的价值。在此基础上，使激励措施和人员培训更加人性化和科学化。由于各医院规模、实力和发展水平不同，我国医院后勤信息建设的发展程度也参差不齐，大部分医院仅停留在局部信息化的层面上，只有少数医院将后勤管理和业务集成到统一平台上。因此，为了找出不同切入点，医院要根据自身需求，引入信息化管理手段，树立移动互联网思维，顺应大数据的趋势，实现医院后勤管理的现代化发展。

二、现代医院后勤信息化云平台管理及大数据应用实践

（一）智能业务运维管控模块

后勤智能业务管控模块包含维修管理、巡检管理、设备管理、被服洗涤发放管理、合同管理、库存管理、订餐管理、满意度管理等功能。

1. 满意度管理

医院后勤信息化云平台通过大数据管理系统，可实现服务实时反馈，提高了任务分配的准确性和及时性，尤其各临床部门可对后勤服务进行投诉、建议和评价，实现了临床科室对医院后勤服务实时的全方位测评，极大提高了医院后勤服务的满意度。医院后勤也可根据反馈情况对目标工作进行质量改进，不断提升服务品质。有效工时数、完工率、巡检到位率、维修时效性、临床满意度等客观数据信息均可在系统内快速调阅，促进后勤人员绩效考核的客观公正。

2. 物资类大数据的后勤信息化云平台运用

对于一家大型三甲医院，维修班组二级物资库中庞大的出入库数据只有通过精准的大数据才能准确、便捷地掌握。以往使用纸质版物资统计登记表。在做物资相关方面的统计时，需要耗费大量的时间，而且不能做到完全准确、详细地记录，还存在丢失的风险。通过移动手持终端和互联网条形码进行信息识别和维护，库存数据与维修数据联通，实现领用有序和库存出入库准确登记，使库存清晰且存量适当，节约资源，提高效率。同时，医院后勤信息化云平台可以对大数据进行分析，结合本院历史数据和其他医院共享数据进行算法分析，实现对配件质量进行评估；对易损配件可以记录、分析出可靠的采购品牌；对于库存不足的材料提示补库操作，为医院节省开支。

3. 设备类大数据的后勤信息化云平台运用

现代医院后勤的大型设备分散在院区的每个角落，巡查容易遗漏。每类设备也只有本班组职工熟悉，上级管理人员很难全盘掌握并进行安全监管。设备类大数据库的建立使得

巡检和维保正规化、设备台账集中化。上级管理者通过大数据就可以掌握设备的运行情况，记录分析易损位置、易损配件及各专业工作量等信息，为后勤工作质量的持续改进提供基础数据和决策依据。医院后勤信息化云平台通过对医院历史数据和其他医院共享的数据进行算法分析，分析结果可以提醒各专业人员对不同设备进行不同时段的巡检，及时发现设备异常，确保设备状态，提升管理效果，提前杜绝安全隐患的发生。

4. 维修类大数据的后勤信息化云平台运用

维修类大数据包含人员维修量、维修周期、维修材料、成本核算等诸多板块，每个板块的数据都有其重要意义。维修量及维修周期的统计为班组绩效考核提供了直观的可参考数据，维修材料的使用统计为各用料科室提供了直观的成本核算参考数据。医院后勤信息化云平台可以通过对维修数据的分析，结合维修材料的消耗量，判断出维修率较高的事项，从而进行针对性改进，节约后勤管理成本。

（二）智能安全管控模块

医院后勤信息化云平台结合医院 BA 系统和能源监控系统，实现为供配电系统、供氧系统、负压系统、电梯系统、中央空调系统等各类设备提供实时监控、运行记录传输（包括水位压力、管道流量、阀门状态、电机水泵、污水处理等重要数据）；还可以分析数据并时刻监测变化趋势，当数据变化趋势向不良的方向发展时及时报警，最终形成集中监控、集中调度。系统通过对设备报警的分类、分级，对设备的隐患和故障进行实时告警。设备运营数据的实时采集和记录、异常数据的自动判断和自动报警，便于及时上报。

（三）综合能效管控模块

综合能效管控模块是以对全院的能源管控为目标，对医院的水、电、蒸汽、氧气等实行分项、分片、分区计量，对非正常变化有预警功能，提示工作人员进行故障排查。现代医院后勤信息化云平台对能源管理中涉及的各类对象，如建筑物、科室、人员、用能设备、能耗计算公式等进行规范，统计分析月度、季度、年度水电用量，形成统计报表，如单位面积消耗量等，为确定合理的用水用电量、实现更有效的节能降耗提供数据基础。

三、现代医院后勤信息化云平台及大数据应用的未来展望

针对我国医院后勤信息化云平台及大数据应用的发展现状及存在问题，随着国内外各医疗机构对信息化建设和大数据应用的重视，医院后勤信息化云平台及大数据的应用将会更加广泛和深入并在今后一段时间将会进入一个飞速发展的阶段，呈现出一些新的发展趋势。

（一）医院后勤信息化云平台的未来发展

第一，现代医院后勤信息化云平台将得到进一步发展。医院后勤为了实现信息交互和共享，将会确定统一的标准化接口以及后勤信息代码来满足更多的工作流程集成的需要。医院后勤信息化云平台建设的目的之一就是通过各类后勤信息的数字化整合，为医院后勤数据信息处理和智能决策提供依据。一个智能、完善的信息系统以数据挖掘等技术为支撑，使各类抽象、分散的医疗数据通过有机融合和分析，为后勤机构各级各类人员提供有价值的决策支持，为医院后勤的管理提供有力的工具，带动医院经济效益的提高。

第二，分散的信息系统必将向集成化发展。医院后勤信息化云平台的发展，包括医院后勤各子系统的集成、与外部系统的集成、医院信息系统的异构集成、数据共享和数据交换传输标准等关键性技术问题。随着医院后勤信息化云平台的发展规模越来越大，数字化程度越来越高，后勤数据信息应用专业性越来越强，后勤信息系统的分类会越来越细，医院后勤信息化云平台的建设将成为医院后勤信息化建设的主要任务。

（二）医院后勤大数据应用的未来发展

第一，细化医院后勤大数据发展。要夯实医院后勤大数据长期发展的基础，必须在医院后勤大数据发展框架指导下，培育大数据文化，从数据、人才和技术等方面逐步积累医院后勤大数据基础资源。只有具备雄厚的大数据资源，强大的云计算和云存储能力及切实有效的数据分析模型等技术要素，才能真正实现大数据技术在医院后勤各领域的有效运用，最终在医院形成"用数据来说话、用数据来管理，用数据来决策"的理念。

第二，向区域医疗数字化迈进。随着医疗信息系统高度集成化的发展趋势，各医疗卫生单位的信息共享将成为现阶段的热点和重点。医院后勤的信息化云平台建设范畴将逐渐从一家医院拓展至医院集团化，甚至整个区域、全社会内所有医院后勤的信息系统网络的共享。

第三，大数据应用的最终目标。大数据不应该是静态存在的，而应与周边数据发生碰撞和聚合。运用大数据最终要达成四要素：预警、预测、决策、智能。预警是指通过数据采集、数据挖掘、数据分析，对已经存在的风险发出预报与警示；预测是指立足纵向时间轴，对相对长时间内某些问题的判断形成指导；决策是指通过所有相关数据的联动，形成基于数据和分析的决策或结论；智能是指基于对现实问题的分析与判断，通过技术手段实现智能化的行为。四个要素从功能的角度诠释了大数据的核心，而最终实现这些功能还需要回到大数据应用，唯有通过应用才能让大数据真正"着陆"。

第五节　智慧后勤与人工智能应用展望

随着医疗健康事业的发展，建立健全现代医院管理制度已无法避免，促进现代医院高质量发展。智慧医院是现代医院发展的必然阶段，是建立在医院信息化基础之上的。医院信息化发展离不开后勤管理信息化，后勤管理信息化是医院信息化建设乃至发展的基础，是智慧后勤发展的前提。随着现代通信技术的发展及 5G 时代的到来，必将促进医院信息化的高速发展，必将促进智慧后勤的发展，必将促进我国现代化智慧医院的建设与发展。

一、智慧后勤与人工智能的认知

（一）智慧后勤

智慧后勤早期产生于高校后勤管理，主要用于学生公寓宿舍的无线联网水控系统、校园 IC 卡系统、电子门锁（人脸识别门禁）系统等管理，至今没有统一概念。

近年来，随着互联网和物联网的深度发展，智慧医疗逐步普及化，也促进了医院智慧后勤的发展。现阶段认知的医院智慧后勤是以计算机信息化和 5G 技术、互联网、物联网、信息物理系统、传感技术、云计算、移动终端等，以患者为中心，以整合医院后勤设备及装备数字化应用为基础，运用人工智能技术、共享大数据、深度学习、移动服务、接口统一等资源，结合医院资源管理、后勤设施设备管理、后勤服务管理、医院安全管理、后勤成本和预算管理、医院能耗管理、医院智能建筑管理及作业信息化应用，以及医院后勤支持保障系统规范化、流程化、标准化、数字化、可视化的全生命周期管理，实现医院后勤供应链、保障链、服务链、管理链有机融合，实现现代化医院智慧后勤的管理目标。

（二）人工智能

随着科学技术的发展，科学家对人工智能有了更加深入的认知。人工智能被广泛地创新应用于医疗健康领域，如腾讯医学影像产品"见影"、阿里携手万里云发布的"Doctor You"AI 系统、医疗机器人等人工智能。现已扩展到医学研究、医疗风险分析、药物挖掘等方面。从目前的发展来看，AI 医疗正处于发展成长时期，人工智能在医疗健康领域中仍处在辅助阶段。

二、智慧后勤与人工智能的发展

（一）智慧后勤的发展

信息化、智能化是我国医疗健康领域改革的重要内容和必要途径，智慧医院是现代化医院发展的方向，是现代医院发展的最高目标。智慧医院的发展可以为人民群众的健康提供更方便、更快捷、更优质、更安全的服务，减少人民群众看病难、看病贵的现象，提高现代化医院的管理能力，节约医院的人力资源管理成本，提高现代化医院高质量发展的综合管理效益。医院智慧后勤仍然处于发展的初期阶段。智慧后勤是智慧医院建设的前提，智慧后勤的发展依托智慧医院建设标准和规范，依靠现代科学技术的发展和进步，需要不断提高医院智慧后勤的认知能力。

（二）人工智能的发展

人工智能的产生是随着人类社会长期以来探索和研制能够进行计算、推理和思维的智能机器的必然结果。1956 年，一批科学家在美国的达特茅斯大学举行学术讨论会，从不同学科的角度探讨人类各种学习和其他智能特征的基础，首次提出了人工智能的概念，人工智能学科正式诞生。

第一，人工智能的发展阶段。第一阶段是 20 世纪 50—70 年代：主要是利用逻辑推理实现人工智能。这个时期，人们认为机器只要有逻辑推理就是人工智能，后来发现具有逻辑推理的机器远远达不到智能的水平。第二阶段是 20 世纪 70—90 年代：主要是知识工程、知识总结与挖掘。虽然解决了机器学习的问题，但是让机器能够理解这些知识却很困难。第三阶段是 2000 年至今：主要是机器学习、深度学习、数据分析、数据挖掘。这个时期的图像识别、深度学习、神经网络等关键技术的突破带来了人工智能技术新一轮的发展，推动了以数据密集、知识密集、脑力劳动密集为特征的医疗产业与人工智能的深度融合。

第二，机器人的发展阶段。第一代机器人具有记忆功能，能往返重复操作。第二代机器人具有触觉和视觉的简单功能，能从杂乱的物品中选出所需的零件并装上机器，同时配有移动机构，可在小范围内活动。第三代机器人即智能机器人。现在，智能机器人不仅在工业上得到广泛应用，而且已经进入医疗、商业、交通、银行、家庭、保安、教学等领域。随着科学技术的不断发展，即将实现信息科技时代到智能科技时代的历史转变，新一代信息技术必将成为加快实现经济社会转型发展的重要动力。

在智能化时代，人工智能的发展与自然科学、社会科学相互交叉、高度融合，必将促进智能制造，推动实体经济升级创新，改进关键技术，优化生产流程，提升产品品质，提高生产效率，节约生产成本，降低能耗，推动智能制造应用于更多新技术与新领域。人工智能随着人工神经网络、进化计算、智能计算等技术的发展广泛应用于医疗健康领域，人工智能+医疗服务将逐步被社会所接受，但应用于医疗健康领域的人工智能伦理及法律问题也必然会引发人类社会的新的讨论。

三、智慧后勤与人工智能应用展望

（一）智慧后勤应用展望

1. 现代医院后勤管理信息化

20世纪90年代，信息技术成果向医疗健康领域渗透并应用，带动了医院信息化的建设和发展。电子计算机、电子数据交换技术，多媒体技术，中文平台技术，虚拟现实技术，网络、数据库等技术的发展，促进了医院信息化管理系统的建设，实现了医院人、财、物的科学管理，固化了就诊流程，减少了服务环节，提高了管理效率，探索了医院信息化建设的规范化管理途径。同时，采用先进的信息技术，不断促进医院办公自动化、传输电子化、数字化、收费结账快速化，从单一挂号、收费、结账向综合医疗健康管理模式转变，实现以患者为中心的服务管理模式，改变医院陈旧的管理模式，积极推进了医院科学化管理。

随着电子技术、网络技术、物联网、大数据、5G技术等现代信息技术发展，人工智能应用于医疗健康领域的范围越来越广，医院信息化的发展方向是实现医院智慧管理，医院后勤管理信息化是实现医院智慧后勤建设的基础和前提条件，具有现实意义。

2. 现代医院后勤管理智能化

早期医院的智能化仅局限于医院建筑方面，主要是满足医院建筑硬件发展要求，包括通信自动化设备、办公自动化设备、楼宇自动化设备、消防自动化设备、安保自动化设备、综合布线、计算机网络系统等，医院后勤管理软件应用较少。

随着医院后勤管理软件逐步推广，医院智能化得到了充分的发展。特别是近年来，随着5G技术的应用，无论是硬件设备、网络技术方面，还是软件集成应用方面，必将推进医院后勤管理智能化的进一步发展。医院智能化即医疗服务的数字化、网络化、信息化，它通过计算机技术及现代网络通信技术、数据库技术，为各医院之间以及医院各部门之间提供患者信息和管理信息的收集、存储、处理、提取和数据交换，满足所有授权用户的功能需求。

医院后勤管理智能化建设是利用信息技术手段，建立统一高效的管理平台，既能满足医院各临床科室对支持保障服务的需求，同时也能加强对医院各临床科室的统一管理及监督，如医院物流服务管理平台的建设，可以加强管理和调度，节省人力资源的浪费和消耗。

3. 现代医院智慧后勤的发展

医院智慧后勤发展的方向是技术数字化、传输数据化、运营流程化、操作程序化、故障预警化、管理标准化、全程可视化。现阶段智慧后勤已经成熟的独立子系统有智慧垃圾、智慧停车、智慧门禁、智慧餐饮、智慧物流等系统，对医院临床一线安全生产与运营具有明显的保障作用。

（二）人工智能的应用展望

人工智能的发展必将提高医院后勤装备智能化制造水平及医院后勤管理信息化水平，必将促进医院智慧后勤的建设及发展。

1. 人工智能+品质服务

我国综合医改执行了分级诊疗制度，但是就诊难的问题依然突出。我国现行医疗健康体制由三级医疗保健网转为两级医疗保健网，基层社区卫生服务中心依然就诊人数少，城镇医院依然人满为患，日门诊量过万，患者挂号、检查、取药、缴费等排队耗时过长，就诊流程过长，就诊不方便的现象仍然普遍存在。将人工智能技术引入患者就诊流程中，优化患者的诊疗流程，缩短患者就诊时间；与医疗设备深度融合，提高医疗设备使用率、精准率及完好率，为患者提供高质量的医疗品质服务，如医院人工智能导航系统，引导患者方便就诊。

2. 人工智能+基础设施建设

新一代信息科学技术的发展，对医院基础设施设备的配套建设提出了更高的要求。为了满足临床医疗的需要，特别是人工智能技术的发展，医院管理者以及从事医院建筑的设计人员，应当更新知识，了解临床需求，结合医院基础设施建设及改造，进一步完善医院基础配套设备，满足各类装备设备使用的需要，同时满足后勤管理信息化的需要，更好地服务于医院设备的运营。

3. 人工智能+后勤装备设备

人工智能技术的进步及发展带动了医院后勤装备设备的进步与发展，后勤装备设备必须配套医院基础设施的建设。医院装备设备的技术进步，可以提高医院运营效率，降低医院运行成本，节省医院人力资源，提高医院的服务品质。例如，医院配电智能化可以保障医院用电安全，提高医院用电安全的预警性。特别是配电智能自动化，采用无人值守的方式，减少人力资源的浪费，提高医院的运营效率。

4. 人工智能的伦理与安全研究

人工智能时代，人工机器人向人类延伸，特别是人工机器人渗透医疗领域之后，其风险不断扩大，不仅涉及人类对人工智能的意识、伦理意识的认识及人类安全应用，而且涉及伦理、法律及与人类共存的安全问题。人类社会进入人工智能时代，产生人工智能伦理与安全的崭新研究课题，主要涉及哲学、伦理学、心理学、社会学等学科，其主要对象和主要领域是机器人，机器人伦理与人工智能伦理的研究对象和研究内容是有差异的。回顾历史发展的长河，每一次工业革命都带来了新技术革命，提高了劳动生产率，给传统社会带来了巨大的冲击、挑战并产生新的问题，如环境污染、气候变化、物种消失、失业、安全等。各类机器和设备只是工业化发展的产物，虽然替代人类部分劳动，但是没有人格和人的属性。

在人工智能时代，任何一项新技术的突破，会更引人注目，如图像、语音识别、深度学习、神经网络系统等领域的技术突破。人工智能的机器人具有人类的外观、情绪、情感，有人格和人的属性，有人的思维、逻辑等能力。随着人工智能发展的深入和实现，必须承担防止创造的智能体无序发展的责任，包括道德规范、法律、教育与基本社会制度等方面存在的风险及防范，如智能机器人的人格、机器人的权利和行为责任、机器人与人类的关系、恶意软件和算法的侵入、人工智能和机器人技术本身的漏洞、互联网本身的漏洞，都能给人类社会带来巨大的安全隐患，必须做到防患于未然，这是研究人工智能伦理和安全必不可少的重要课题。

5. 人工智能+后勤设备运行智能化

广泛采用数控机床和机器人，促进智能制造升级换代；促进智能设备制造技术的进步与发展，特别是智能控制应用领域越来越广，更多的智能设备应用于后勤支持保障系统，如智能机器人、智能控制、智能设备调度、智能故障诊断、监控设备等智能设备；加快医院后勤的精细化管理进程，减少后勤人力成本，增强后勤设备自动化及智能化的水平，降低后勤设备运行能耗，节省运营成本及费用，提高后勤装备设备运行的安全性、稳定性与可靠性。

6. 新一代人工智能与智慧后勤管理

新一代人工智能对未来智慧医院建设产生的作用越来越大，"人工智能+医疗""人工智能+5G"等新概念已经呈现在人们眼前，未来智慧医院发展必将推动新一代人工智能应用于医疗健康领域，满足患者就医需求。新一代人工智能将促进医疗装备、设备及支持保障设施升级换代，促进智慧后勤建设的认知与感悟；促进自动就诊导航人、自动发药机、自动物流传输和配送设备、人脸自动识别系统、餐饮自动点餐配送系统、配电、空调、新风、排风、电梯、医废、被服洗涤、污水处理等支持保障系统更加智能化、数字化，更加快捷化和安全化，以达到医院后勤管理办公无纸化、报表数字化、传输数据化、控制自动化、操作程序化、故障预警化、冷链运输专业化、无人机智能化，促进我国现代化医院智慧后勤管理更加科学化。

7. 人工智能+后勤设备故障智能诊断

医院支持保障系统智能装备和设备众多且十分复杂，各系统之间既能独立运行，又相互交叉运行，管理难度较大。人工智能应用于后勤设备，不仅提高了设备安全性，还能利用学习系统自动监测与分析设备运行的各类技术参数，及时做好各类设备运行中故障隐患及安全隐患的预警，提前发出故障诊断信息的预警信息，预防性地做好各类设备维护及保养工作，确保设备运行中的稳定性和安全性。

第六章　基于自主可控技术的智慧医院信息化建设

第一节　基于自主可控技术的智慧医院建设的背景

当前，智慧医院建设和发展的重要性日益彰显，"构建完善的智慧医院体系是目前医疗卫生发展一项重要的议题。同时，各种高新技术的发展支持了医院智慧化建设的可能，物联网、大数据、云计算、人工智能的发展有助于提高医院的运营效率，提升医疗质量和安全"[①]。

随着信息技术的不断发展和医疗行业的转型升级，智慧医院成为当前医疗领域的热点和趋势。"智慧医院建设有助于改善医院的业务能力和管理效能，对提升患者就医过程中的服务效率、服务水平、服务质量，具有十分重要的意义"[②]。智慧医院是一种通过引入先进的信息技术和自主可控技术，实现医疗服务的智能化、数字化和自动化的创新模式，它以提升医疗质量、提高医疗效率、改善患者体验为目标，推动医疗服务向智能化转型。

传统医院面临着一系列的挑战，如人力资源不足、医疗资源不均衡分布、信息孤岛等问题。这些问题在传统医院中常常导致医疗服务效率低下、患者等待时间长、医疗质量难以保证等情况。同时，医疗信息的安全性和隐私保护也是一个亟待解决的问题。

在这样的背景下，基于自主可控技术的智慧医院建设应运而生。自主可控技术是指依靠自主研发和掌握核心技术，确保系统的安全性、可靠性和可控性。相比于依赖外部技术的智慧医院建设模式，自主可控技术能够更好地保护医疗信息的安全和隐私，并能够更好地满足医疗机构的个性化需求。

自主可控技术在智慧医院建设中发挥着关键作用。首先，通过自主可控技术的应用，可以实现医疗信息的安全传输和存储，保护患者的隐私权，防止医疗信息被非法获取和滥

---

① 吴震天，张武军，龙思哲，等. 智慧医院建设与发展思考 [J]. 现代医院，2021，21 (3)：434.
② 王韬，钱六五. 智慧医院设计分析及策略 [J]. 建筑技术开发，2022，49 (6)：5.

用。其次，自主可控技术可以提供可靠的系统架构和数据处理能力，保证医疗服务的稳定性和可用性。此外，自主可控技术还能够满足医疗机构的个性化需求，根据不同医院的特点和实际情况进行定制化开发，提供更精准、高效的医疗服务。

在智慧医院建设中，自主可控技术还可以与其他先进技术相结合，如人工智能、大数据分析、物联网等，共同构建智能化的医疗服务体系。通过自主可控技术的应用，智慧医院可以实现以下方面的进一步提升：

第一，医疗信息管理：自主可控技术可以建立安全可靠的医疗信息管理系统，集成电子病历、医疗影像、实时监测数据等各类数据，实现信息共享和交流，提高医疗决策的准确性和效率。

第二，智能医疗设备：自主可控技术可以应用于智能医疗设备的研发和制造，包括智能监护设备、远程诊断设备、手术机器人等。这些设备能够实时监测患者的生理参数、提供精准的诊断和治疗方案，提高医疗效果和手术安全性。

第三，个性化医疗服务：自主可控技术可以根据患者的个体差异和需求，提供个性化的医疗服务。通过数据分析和算法模型，可以对患者进行风险评估、疾病预测，为患者提供精准的诊疗方案和康复计划。

第四，远程医疗与健康监护：自主可控技术可以支持远程医疗和健康监护服务的实施。通过安全的网络连接和远程技术，医生可以远程监护患者的健康状况、进行远程诊断和治疗，减少患者的就医负担和等待时间。

第五，数据安全和隐私保护：自主可控技术强调对医疗数据的安全性和隐私保护。通过采用可控的技术方案，可以对医疗数据进行加密、存储和传输的安全控制，确保患者个人信息不被泄露和滥用。

综上所述，基于自主可控技术的智慧医院建设背景是医疗行业转型升级和信息技术发展的结果。通过引入自主可控技术，智慧医院能够提供更安全、高效、个性化的医疗服务，为患者提供更好的医疗体验，并为医疗行业的可持续发展奠定基础。

第二节　国内自主可控技术体系的建设情况

近年来，中国在自主可控技术领域取得了显著的进展，并积极推进自主可控技术体系的建设。在国家战略的引领下，政府、企业和研究机构加大了自主创新力度，促进了自主可控技术的发展和应用。

第一，我国高度重视自主可控技术的发展，提出了一系列政策和措施来支持和推动相关领域的研发和创新。例如，制定了相关等政策文件，明确了自主创新和自主可控技术的重要性，并提出了支持自主可控技术研究和应用的具体措施。

第二，中国的企业积极投入到自主可控技术的研发和创新中。一些知名的科技巨头和创新型企业在自主可控技术领域进行了大量的研究和实践，他们通过自主研发核心技术、建立独立的研发体系和创新生态系统，不断推动自主可控技术的突破和应用。同时，中国的研究机构也在自主可控技术的研究和开发方面发挥着重要作用。各类高校、科研院所和实验室致力于自主可控技术的前沿研究，不断取得重要的科研成果，这些研究机构与政府和企业之间形成了良好的合作关系，加强了自主可控技术的转化和应用。

在具体技术领域，中国在自主可控技术方面取得了重要的突破。例如，在人工智能领域，中国已经取得了一系列重要成果，包括自主研发的芯片、算法和应用系统。在大数据安全领域，中国建立了一系列数据安全和隐私保护的技术体系，有效保护了个人隐私和敏感信息。此外，在物联网、云计算、密码学等领域，中国也积极探索自主可控技术的应用和发展路径。

需要指出的是，尽管中国在自主可控技术方面取得了显著进展，但仍然面临一系列挑战需要克服。首先是核心技术创新方面，自主可控技术需要在关键领域取得更多突破，进一步提升自主研发能力和核心技术水平，这需要加强基础研究、加大科研投入，培养和引进高水平的科研人才，推动科技创新和成果转化；其次是产业生态建设方面，自主可控技术需要与产业链各环节的合作和协同发展。需要加强与硬件制造商、软件开发商、应用服务提供商等各类企业的合作，形成完整的自主可控技术产业链，推动技术的商业化应用和产业化发展。

总而言之，国内自主可控技术体系的建设正在积极推进，政府、企业和研究机构共同努力，取得了一系列重要成果。然而，仍然需要进一步加大投入和力度，加强核心技术创新，完善产业生态，加强国际合作，以推动自主可控技术的发展，为国家信息安全和科技创新提供有力支撑。

第三节　基于自主可控技术的智慧医院建设的目标与要求

一、基于自主可控技术的智慧医院建设的目标

第一，提升医疗服务质量：智慧医院建设旨在通过自主可控技术的应用，提高医疗服

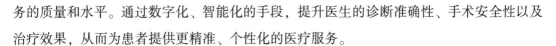

务的质量和水平。通过数字化、智能化的手段，提升医生的诊断准确性、手术安全性以及治疗效果，从而为患者提供更精准、个性化的医疗服务。

第二，提高医疗效率：智慧医院建设旨在提高医疗资源的利用效率。通过自主可控技术的支持，实现医疗信息的互联互通、数据共享和协同工作，优化医疗流程和资源调配，减少重复工作和资源浪费，提高医疗服务的效率和响应速度。

第三，改善患者体验：智慧医院建设旨在提升患者的医疗体验。通过引入自主可控技术，实现在线预约挂号、远程咨询、家庭医疗监护等便捷服务，减少患者等待时间和烦琐流程，提高患者就医的便利性和满意度。

二、基于自主可控技术的智慧医院建设的要求

（一）持续创新和升级方面的要求

持续创新和升级：智慧医院建设要求医疗机构和企业持续创新和技术升级。智慧医院建设要求医疗机构和企业持续创新和技术升级，以适应快速变化的医疗环境和不断发展的技术趋势。持续创新和升级方面的要求主要包括以下方面：

第一，创新驱动和研发投入：智慧医院建设要求医疗机构和企业将创新作为核心驱动力，加大研发投入和技术创新。通过持续的研究和开发，医疗机构可以不断推出新的技术和解决方案，满足不断变化的医疗需求。这包括开发新的医疗设备、信息系统和应用软件，引入人工智能、大数据、物联网等前沿技术，为智慧医院建设提供更多创新的解决方案。

第二，技术升级和系统优化：随着技术的迅猛发展，智慧医院建设要求医疗机构和企业进行持续的技术升级和系统优化，这涉及硬件设备的更新和升级，软件系统的优化和改进，以及网络基础设施的升级和扩展。通过采用更先进的技术和设备，医疗机构可以提升系统的性能和稳定性，提高数据处理和传输的效率，为患者提供更优质的医疗服务和体验。

第三，寻求合作与开放创新：智慧医院建设要求医疗机构和企业寻求合作与开放创新，与其他机构、企业以及学术界合作共享资源和技术。通过建立合作伙伴关系，医疗机构可以获得更广泛的技术支持和资源，共同研发创新的解决方案。同时，医疗机构还可以参与开放创新平台和生态系统，与不同领域的合作伙伴共同探索和应用新技术，加快智慧医院建设的进程。

第四，用户需求和体验导向：智慧医院建设要求医疗机构和企业将用户需求和体验放

在首位，不断改进和优化产品和服务。通过深入了解患者、医生和医护人员的需求，医疗机构可以根据实际情况调整和改进智慧医院系统的功能和界面设计。这可以包括简化操作流程、增加用户友好的界面、提供个性化的医疗服务等。通过持续的用户反馈和需求调研，医疗机构可以及时改进和升级系统，提供更符合用户期望的智慧医院体验。

第五，预测性维护和故障预警：为了确保智慧医院系统的稳定性和可靠性，医疗机构和企业可以采用预测性维护和故障预警技术。通过实时监测和分析系统运行数据，可以提前发现潜在故障和异常情况，并采取相应的措施进行维护和修复，避免系统故障对医疗服务的影响。这种预测性维护和故障预警技术可以减少系统停机时间和维修成本，提高系统的稳定性和可靠性。

第六，反馈机制和持续改进：智慧医院建设要求医疗机构和企业建立有效的反馈机制，并进行持续改进。通过收集用户的反馈意见和建议，医疗机构可以了解系统的优点和不足之处，并及时采取改进措施，这可以包括开展用户满意度调查、召开用户讨论会、设立在线反馈渠道等。医疗机构还可以与技术供应商和相关专家合作，进行系统评估和审核，以进一步提升智慧医院系统的性能和质量。

第七，跨界合作和技术引进：为了加快智慧医院建设的进程，医疗机构和企业可以寻求跨界合作和技术引进。通过与信息技术、通信、人工智能等领域的企业合作，可以借鉴其他行业的创新经验和技术成果，将其应用于智慧医院建设中。医疗机构还可以积极参与国内外的技术交流和合作项目，与国内外的研究机构和高校进行合作研究，引进先进的技术和解决方案。通过跨界合作和技术引进，医疗机构可以快速获取先进技术和经验，加快智慧医院建设的进程。

第八，追踪行业趋势和前沿技术：智慧医院建设要求医疗机构和企业密切关注行业趋势和前沿技术的发展。医疗机构可以定期进行行业调研和技术研究，了解最新的技术趋势和应用案例。同时，医疗机构还可以参加行业会议、展览和研讨会，与同行交流经验和观点。通过不断追踪行业趋势和前沿技术，医疗机构可以及时调整建设方向和策略，保持在智慧医院建设领域的领先地位。

第九，制定创新和升级计划：智慧医院建设要求医疗机构和企业制定创新和升级计划，明确技术的发展方向和目标。医疗机构可以根据实际需求和资源情况，制定长期和短期的创新计划，并设定相应的目标和指标。这可以包括推动新技术的研发和应用、改进现有系统的功能和性能、引进先进设备和解决方案等。通过制定创新和升级计划，医疗机构可以有序地推进智慧医院建设，实现持续的技术创新和升级。

综上所述，基于自主可控技术的智慧医院建设的目标是提升医疗服务质量、提高医疗

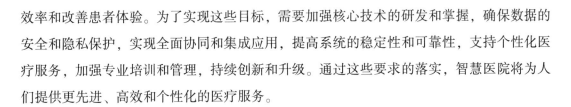

效率和改善患者体验。为了实现这些目标，需要加强核心技术的研发和掌握，确保数据的安全和隐私保护，实现全面协同和集成应用，提高系统的稳定性和可靠性，支持个性化医疗服务，加强专业培训和管理，持续创新和升级。通过这些要求的落实，智慧医院将为人们提供更先进、高效和个性化的医疗服务。

（二）数据安全和隐私保护方面的要求

数据安全和隐私保护：智慧医院建设要求加强对医疗数据的安全保护和隐私保护。数据安全和隐私保护在智慧医院建设中扮演着至关重要的角色。随着医疗信息的数字化和智能化进程加快，大量敏感的医疗数据被生成、存储和传输，保护这些数据的安全性和隐私成为一项紧迫的任务。因此，智慧医院建设要求加强对医疗数据的安全保护和隐私保护，确保患者和医疗机构的数据得到妥善管理和合法使用。

第一，智慧医院建设要求制定和遵守严格的数据安全政策和法规。医疗机构应该明确规定医疗数据的收集、存储、传输和处理的规范和流程，确保数据的完整性、机密性和可用性。同时，医疗机构需要制定明确的权限管理制度，确保只有授权人员才能访问和使用特定的医疗数据，从而减少数据泄露和滥用的风险。

第二，智慧医院建设要求采用先进的加密和安全技术来保护医疗数据的安全。医疗机构应该使用强大的加密算法对敏感的医疗数据进行加密，确保数据在传输和存储过程中不被非法获取和篡改。此外，应该采取访问控制措施，仅允许经过授权的人员访问医疗数据，并记录数据的访问和使用情况，以便进行审计和追溯。

第三，智慧医院建设要求建立完善的数据备份和灾难恢复机制。医疗机构应该定期备份医疗数据，并存储在安全的地方，以防止数据丢失或损坏。在发生灾难或数据泄露事件时，医疗机构需要能够及时恢复数据，并采取相应的纠正措施，减少对患者和医疗服务的影响。

第四，智慧医院建设要求加强对患者隐私的保护。医疗机构应制定隐私保护政策，并向患者明确告知数据收集和使用的目的。患者应有权选择是否提供个人信息，并有权了解其个人信息的使用方式和范围。医疗机构应该采取技术和组织手段，确保医疗数据的访问和使用符合法律法规的要求。医疗机构应该建立严格的数据访问控制和审计机制，限制只有经过授权的人员才能访问和使用患者的个人数据，确保数据不被滥用或泄露。此外，医疗机构还应加强员工培训，提高员工对数据安全和隐私保护的意识，确保他们正确处理和使用医疗数据。

第五，智慧医院建设要求医疗机构建立合作伙伴和供应商的安全合规要求。在与外部合作伙伴和供应商共享医疗数据时，医疗机构应要求他们遵守相应的数据安全和隐私保护要求，签署保密协议，并进行定期的安全审计和风险评估，确保医疗数据在合作过程中的安全性。

第六，智慧医院建设要求建立健全的事件响应和处置机制。医疗机构应制定应急预案，明确应对数据泄露、网络攻击等安全事件的步骤和责任，以及及时通知患者和有关监管部门的措施。此外，医疗机构还应与相关部门、专业机构和安全厂商合作，共同应对和防范数据安全和隐私保护的风险。

医疗机构应制定严格的数据安全政策和流程，采用先进的加密和安全技术，建立完善的数据备份和灾难恢复机制，加强对患者隐私的保护，并建立合作伙伴和供应商的安全合规要求。通过这些措施的落实，可以确保医疗数据的安全性和隐私保护，为智慧医院的可持续发展提供坚实的基础。

（三）全面协同和集成应用方面的要求

全面协同和集成应用是智慧医院建设的关键要求之一。在智慧医院中，各类医疗设备、信息系统和应用软件的全面协同和集成应用能够实现数据的无缝连接和交互，优化医疗流程，提高医疗服务的效率和质量。

第一，全面协同和集成应用要求实现医疗设备的互联互通。传统的医疗设备通常是独立的，数据无法共享和交互，而智慧医院建设要求通过技术手段将各类医疗设备连接到统一的平台上。例如，将医疗仪器设备与医疗信息系统集成，实现实时数据的传输和共享，医生可以通过系统获取患者的检查结果、监测数据等，从而更好地进行诊断和治疗。

第二，全面协同和集成应用要求实现信息系统的协同工作。智慧医院中存在多个信息系统，如电子病历系统、医院管理系统、药品管理系统等，这些系统之间需要实现数据的无缝交换和协同工作。通过全面协同和集成应用，不同的信息系统可以实现数据的互通共享，减少数据重复录入和人工处理，提高工作效率和准确性。例如，当医生在电子病历系统中开出药方时，药品管理系统可以自动更新药品库存并生成药品发放清单，减少了烦琐的手动操作和可能的错误。

第三，全面协同和集成应用还要求实现应用软件的集成。智慧医院中可能存在各种应用软件，如在线预约系统、远程医疗系统、医学影像诊断软件等，这些应用软件需要能够无缝集成，提供统一的用户界面和操作流程。通过集成应用软件，患者和医生可以方便地在一个平台上完成多项操作，如在线预约、远程咨询、影像查看等，提高了医疗服务的便利性和用户体验。

第四，为实现全面协同和集成应用，智慧医院建设需要采用标准化的数据格式和接口，使不同的设备、系统和软件能够相互通信和理解。同时，还需要建立强大的数据处理和分析能力，对海量的医疗数据进行处理和挖掘，为医生提供准确、及时的信息支持。通过数据分析和挖掘，可以发现医疗数据中隐藏的规律和趋势，提供更精准的诊断和治疗方案。例如，利用大数据分析技术，可以对患者的病历数据、实时监测数据和基因组学数据进行综合分析，为医生提供个性化的诊疗方案，提高治疗效果。

综上所述，基于自主可控技术的智慧医院建设要求实现各类医疗设备、信息系统和应用软件的全面协同和集成应用。通过设备的互联互通、信息系统的协同工作和应用软件的集成，可以实现医疗数据的无缝连接和交互，提高医疗服务的效率和质量。为实现这一目标，智慧医院建设需要采用标准化的数据格式和接口，建立强大的数据处理和分析能力，并加强与技术供应商和设备厂商的合作。通过全面协同和集成应用，智慧医院可以为患者提供更便捷、高质量的医疗服务。

（四）支持个性化医疗服务方面的要求

支持个性化医疗服务：智慧医院建设要求通过自主可控技术提供个性化医疗服务。智慧医院建设要求通过自主可控技术提供个性化医疗服务，旨在满足不同患者的独特需求，提供更加精准和定制的医疗护理。

第一，数据整合与分析：智慧医院利用自主可控技术将患者的个人健康数据、病历信息、基因组学数据等进行整合，形成全面、多维的患者信息数据库。通过数据分析和挖掘技术，智慧医院可以快速识别患者的疾病风险因素、基因变异情况以及治疗反应等关键信息，从而为医生提供个性化的诊疗方案和治疗建议。

第二，远程监测与远程诊疗：智慧医院建设要求结合自主可控技术，实现患者的远程监测和远程诊疗。通过患者佩戴的智能传感器、可穿戴设备或家庭监护设备，可以实时监测患者的生理参数、活动状态和健康指标。医生可以通过远程医疗平台获取这些数据，并进行远程诊断和指导，这种个性化的远程监测与远程诊疗模式，能够方便患者居家生活，减少对医院的频繁就诊，提高医疗资源的利用效率。

第三，智能辅助诊断与治疗：自主可控技术的应用使智慧医院能够提供智能辅助诊断和治疗工具，为医生提供更精准的判断和决策支持。例如，智能影像分析系统可以自动识别和标记医学影像中的异常区域，辅助医生进行早期病变的诊断和评估。此外，智能药物推荐系统可以根据患者的个体特征、病情和药物相互作用等因素，推荐最适合患者的药物治疗方案，避免不必要的药物副作用和治疗失败。

第四，个性化康复和健康管理：智慧医院建设要求通过自主可控技术支持个性化康复和健康管理服务。通过智能康复设备、虚拟现实技术和个人健康管理应用程序等工具，智慧医院可以提供定制化的康复方案和健康管理计划。患者可以根据自身情况进行个性化的康复训练，并通过应用程序追踪健康状况、记录日常活动和饮食习惯等，以实现个体化的康复和健康管理目标。

第五，智能导诊和就医服务：智慧医院建设要求提供智能导诊和就医服务，通过自主可控技术实现智能化的挂号、排队、导航等功能，帮助患者快速找到合适的医生和就医路径。患者可以通过智能终端设备预约挂号、查询医生排班信息，并在医院内使用导航系统指引到达目的地。这种个性化的导诊和就医服务，提高了就医的效率和便利性，减少了患者在医院排队等候的时间。

第六，智能健康咨询和个性化健康建议：基于自主可控技术，智慧医院建设要求提供智能健康咨询和个性化健康建议。患者可以通过在线咨询平台获取健康相关信息，并与医生或健康顾问进行实时沟通。基于患者的个人健康数据和病史信息，系统可以生成个性化的健康建议，包括饮食、运动、药物使用等方面的指导。这种个性化的健康咨询和建议，帮助患者更好地管理自己的健康状况，预防疾病的发生和进展。

通过自主可控技术提供个性化医疗服务，智慧医院可以更好地满足患者的需求，提高医疗服务的质量和效率。个性化医疗服务不仅能够提供更精准和定制的治疗方案，还能够提供更便捷和灵活的医疗体验，增强患者的参与感和满意度。

（五）加强专业培训和管理方面的要求

加强专业培训和管理：智慧医院建设要求医疗机构加强相关人员的专业培训和管理。智慧医院建设要求医疗机构加强相关人员的专业培训和管理，以确保他们具备必要的技能和知识来应对智慧医院系统的运营和管理。

第一，专业培训计划：智慧医院建设需要医疗机构制定专业培训计划，针对不同职能和岗位的人员进行培训。培训内容可以包括智慧医院系统的基本知识、技术操作、数据隐私保护、系统维护与故障处理等方面的培训。培训计划应该根据实际需求进行定期更新和调整，确保人员能够及时掌握最新的技术和知识。

第二，多元化培训方法：为了提高培训的效果和吸引力，医疗机构可以采用多元化的培训方法。除了传统的课堂培训外，还可以开展在线培训、远程培训、实操训练等形式，充分利用现代教育技术和资源，提供便捷和灵活的学习途径。此外，还可以邀请行业专家和技术供应商进行培训讲座或工作坊，分享最新的技术发展和实践经验。

第三，实践机会和实习项目：为了增强人员的实际操作能力和应对能力，医疗机构可以提供实践机会和实习项目。通过与智慧医院系统相关的实际案例和模拟场景，让人员进行实际操作和问题解决，提升他们的技术能力和应变能力。同时，医疗机构可以与高校和培训机构合作，开展实习项目，让学生在实践中学习智慧医院的运营和管理。

第四，考核和认证体系：为了衡量人员的培训效果和能力水平，医疗机构可以建立相应的考核和认证体系。通过定期的培训考核和技能评估，对人员进行评价和排名，激励他们不断提升自身的专业水平。此外，可以与相关的认证机构合作，推行智慧医院相关的职业认证，为人员提供行业认可和职业发展的机会。

第五，绩效管理和职业发展：医疗机构应该建立健全的绩效管理制度，对智慧医院相关人员的工作表现进行评估和反馈。通过定期的绩效评估，医疗机构可以识别出优秀人才和潜力员工，并提供相应的激励和职业发展机会。这包括晋升、岗位轮岗、参与重要项目等，以激发人员的积极性和动力，促进他们的个人成长和专业发展。

第六，知识共享和交流平台：为了促进相关人员之间的知识共享和交流，医疗机构可以建立专门的平台或社区，这样的平台可以用于发布最新的技术资讯、案例分享、经验交流等。同时，医疗机构还可以组织定期的研讨会、培训班或工作坊，让人员有机会与同行和专家进行互动和学习。这种知识共享和交流的氛围有助于不断提升人员的专业素养和技术水平。

第七，激励和奖励机制：为了吸引和留住优秀的智慧医院相关人员，医疗机构应该建立激励和奖励机制，这可以包括薪酬激励、绩效奖金、荣誉称号、职称晋升等。通过激励和奖励机制，医疗机构能够激发人员的工作热情和创造力，增强他们对智慧医院建设的积极参与和投入。

通过加强专业培训和管理，医疗机构能够培养出一支专业、高效的智慧医院团队，为智慧医院的建设和运营提供强有力的支持。同时，这也能够提高医疗机构的整体竞争力和服务水平，更好地满足患者的需求和期望。

（六）提高系统稳定性和可靠性方面的要求

提高系统稳定性和可靠性：智慧医院建设要求确保系统的稳定性和可靠性。提高系统稳定性和可靠性是智慧医院建设的重要要求之一。智慧医院作为一个复杂的信息技术系统，承载着医疗服务的关键任务，因此必须保证系统的稳定性和可靠性，以确保医疗服务的连续性和安全性。

第一，智慧医院建设要求采用高可靠性的硬件设备和基础设施。医疗系统的服务器、网络设备、存储设备等关键硬件设备应具备高性能、高可用性和冗余备份的特性，以避免单点故障和数据丢失的风险。此外，智慧医院建设还需要确保系统的供电和网络环境的稳定，防止因供电中断或网络故障而导致服务中断。

第二，智慧医院建设要求采用可靠的软件系统和应用。医疗信息系统、电子病历系统、远程诊断系统等关键软件系统应具备高稳定性和可靠性，能够承受高负荷和长时间运行而不崩溃或出现错误。为此，需要进行严格的软件测试和质量控制，确保软件系统的功能完备、性能稳定，并及时修复和更新系统中的漏洞和问题。

第三，智慧医院建设要求建立完善的系统监控和故障处理机制。通过实时监测系统的运行状态和性能指标，可以及时发现潜在问题，并采取相应的措施进行干预和修复，避免系统故障或性能下降对医疗服务造成影响。同时，需要建立专业的技术支持团队，负责及时响应和解决系统故障，并进行故障分析和优化，提升系统的稳定性和可靠性。

第四，智慧医院建设还需要制定应急预案和灾备策略。灾难和紧急情况可能导致系统的中断或数据丢失，因此需要制定详细的灾备计划，包括数据备份与恢复、系统恢复和业务转移等方面。通过定期的数据备份、灾备演练和紧急响应机制，可以最大程度地减少灾难对系统的影响，并尽快恢复医疗服务的正常运行。

综上所述，智慧医院建设要求确保系统的稳定性和可靠性，这涉及采用高可靠性的硬件设备和基础设施，以及可靠的软件系统和应用。同时，建立完善的系统监控和故障处理机制，以及制定应急预案和灾备策略，也是提高系统稳定性和可靠性的关键措施。通过这些措施的实施，智慧医院可以确保系统的持续运行和安全性，提供高质量的医疗服务。

第四节　基于自主可控技术的智慧医院建设的原则

一、数据安全和隐私保护原则

数据安全和隐私保护：在智慧医院建设过程中，数据安全和隐私保护是至关重要的原则。数据安全和隐私保护是在智慧医院建设过程中至关重要的原则。随着医疗信息技术的快速发展，医疗数据的采集、存储和共享已经成为智慧医院系统的核心组成部分。然而，这也带来了数据安全和隐私泄露的潜在风险。因此，确保数据的安全性和隐私保护成为智慧医院建设中不可忽视的问题。

数据安全性的保护涉及多个方面。首先，医疗机构应采取适当的技术措施来保护医疗数据的机密性和完整性，这包括加密数据传输和存储，确保只有授权人员可以访问和修改数据；其次，医疗机构需要建立强大的访问控制机制，限制不同级别人员对敏感数据的访问权限，避免未经授权的数据泄露。此外，定期的系统审计和漏洞扫描也是确保数据安全性的重要手段，可以及时发现和修复潜在的安全漏洞。

隐私保护是指保护个人健康信息免受未经授权的访问和使用。智慧医院建设要求医疗机构遵循相关的隐私保护法律法规和标准，确保患者的隐私权得到充分尊重。医疗机构应制定明确的隐私政策和操作规范，告知患者其个人信息的使用目的和范围，并取得患者的明确同意。同时，医疗机构还需要建立隐私保护的技术和管理措施，例如匿名化和去标识化处理敏感数据，限制员工对个人信息的访问权限，加强数据备份和灾难恢复等。

为了确保数据安全和隐私保护的原则得到落实，智慧医院建设还需要全面培训医疗机构的工作人员。医疗机构应向员工提供关于数据安全和隐私保护的培训，使其充分了解相关政策和规定，掌握正确的数据处理和保护方法。此外，医疗机构还应建立相应的管理制度和监督机制，确保数据安全和隐私保护工作的有效执行和监控。

综上所述，数据安全和隐私保护是智慧医院建设过程中的重要原则。通过采取有效的技术和管理措施，医疗机构可以确保医疗数据的安全性和机密性，防止数据泄露和非法访问。同时，医疗机构应遵循隐私保护的法律法规和标准，保护患者的隐私权和个人信息。通过培训和管理，医疗机构可以提高员工对数据安全和隐私保护的意识和理解，并确保相关政策和规定得到有效执行。只有在数据安全和隐私保护的基础上，智慧医院建设才能真正发挥其优势，为患者提供安全、可靠的医疗服务。

二、技术自主和可控性的原则

技术自主和可控性原则：智慧医院建设要求医疗机构在选择和应用技术时具有自主性和可控性。医疗机构应优先选择具备自主知识产权的技术和产品，以减少对外部技术供应商的依赖。同时，医疗机构还应具备自主研发和创新的能力，推动本土技术的发展和应用。通过技术的自主性和可控性，医疗机构可以更好地保护自身的利益和数据安全，同时也能够更好地满足医疗服务的需求。

技术自主和可控是智慧医院建设过程中的重要原则，要求医疗机构在选择和应用技术时具有自主性和可控性，这意味着医疗机构需要依靠自身的研发和创新能力，选择和使用符合自身需求的技术，并确保对技术的掌控和管理。

技术自主性要求医疗机构具备独立的技术研发和创新能力。智慧医院建设需要依托先进的信息技术，如人工智能、大数据分析、物联网等。医疗机构应当加强自身技术人员的培养和引进，建立专业的研发团队，积极参与科研项目和创新实践，推动自主研发和创新，以满足医疗机构的具体需求。

技术可控性要求医疗机构在选择和应用技术时保持对技术的掌控和管理。医疗机构应从技术选型、采购、实施到运维等环节，全面考虑技术可控性因素。在技术选型阶段，医疗机构应评估技术的开放性、可定制性和可扩展性，确保技术符合医疗机构的需求，并具备灵活性和可更新性。在技术采购和实施过程中，医疗机构应与供应商建立合作伙伴关系，明确技术的授权和定制要求，确保对技术的可控性。在技术运维阶段，医疗机构应建立完善的技术管理和监控机制，及时更新和升级技术，确保系统的稳定性和可靠性。

需要注意的是，技术自主和可控也涉及数据安全和隐私保护。医疗机构应确保所选择和应用的技术具备强大的数据安全性和隐私保护功能，遵循相关法律法规和标准。在技术的设计和开发过程中，医疗机构应考虑数据加密、访问控制、用户身份验证等安全机制，保障医疗数据的安全和隐私。

综上所述，技术自主和可控是智慧医院建设的重要原则。医疗机构应加强自身的技术研发和创新能力，以便选择和应用符合自身需求的技术。同时，医疗机构需要在技术选型和应用过程中保持对技术的掌控和管理，确保技术的可控性。这可以通过建立独立的技术团队、参与科研项目和创新实践、与供应商建立合作伙伴关系等方式来实现。

三、安全风险评估和管理原则

安全风险评估和管理：在智慧医院建设过程中，医疗机构应进行全面的安全风险评估和管理，这包括识别和评估可能的安全威胁和漏洞，制定相应的风险防范和管理策略。医疗机构可以建立安全管理体系，包括建立安全管理岗位、制定安全操作规程、开展安全培训等，确保智慧医院系统的安全性和稳定性。在智慧医院建设过程中，安全风险评估和管理是至关重要的一环。医疗机构应该进行全面的安全风险评估，以确定潜在的安全威胁和漏洞，并采取适当的措施来管理这些风险，确保智慧医院系统的安全性和可靠性。

第一，医疗机构应进行全面的安全风险评估，这包括对智慧医院系统涉及的各个方面进行审查，包括硬件设备、网络通信、软件应用、数据存储和传输等。通过对系统的整体结构和运行过程进行分析，可以发现潜在的安全隐患和风险点。评估的重点包括但不限于潜在的数据泄露、非授权访问、系统故障、网络攻击、恶意软件等风险。

第二，医疗机构应制定相应的风险管理策略，这包括制定安全策略和政策文件，明确安全责任和权限，确保相关人员清楚自己在安全方面的职责和义务。医疗机构还应建立安全管理体系，包括指定专门的安全管理人员和团队，负责安全事件的监测、应对和处置。

此外，医疗机构还应建立安全培训计划，对相关人员进行安全意识教育和技能培训，提高员工对安全风险的认知和处理能力。在实施智慧医院系统时，医疗机构应采取一系列的安全措施来减轻风险，这包括但不限于加密通信，确保数据在传输过程中的机密性和完整性；建立访问控制机制，限制系统的访问权限，确保只有授权人员才能访问系统；采用防火墙和入侵检测系统等技术手段，保护系统免受网络攻击；定期进行安全审计和漏洞扫描，发现和修复潜在的安全漏洞；建立灾备和紧急响应机制，应对可能发生的安全事件和突发情况。

第三，医疗机构还应与安全专业机构和供应商合作，及时获取最新的安全威胁情报和解决方案，保持对安全技术的了解和掌握。定期进行安全演练和渗透测试，以验证系统的安全性和抵抗能力，这可以帮助医疗机构发现潜在的安全弱点，并及时采取相应的措施进行修复和加固。

第四，医疗机构还应建立安全事件响应机制。当发生安全事件时，医疗机构需要迅速响应，采取必要的措施来遏制安全威胁，并对事件进行调查和分析，以防止类似事件再次发生。医疗机构应建立安全事件报告和记录的机制，及时报告相关部门和当地监管机构，并配合相关部门的调查工作。

第五，医疗机构应进行定期的安全风险评估和管理的复审。随着技术的不断发展和威胁的演变，安全风险也在不断变化。医疗机构需要对现有的安全措施和策略进行定期的复审，发现并解决可能存在的新的风险和挑战。

综上所述，安全风险评估和管理是智慧医院建设过程中的重要环节。医疗机构应全面评估系统的安全风险，制定相应的风险管理策略，并采取一系列的安全措施来减轻风险。同时，医疗机构还需要建立安全管理体系和安全培训计划，与安全专业机构和供应商合作，定期进行安全演练和渗透测试，并建立安全事件响应机制，定期复审安全风险评估和管理的有效性。这样可以确保智慧医院系统的安全性和可靠性，保护医疗数据的机密性和隐私性。

四、开放标准和互操作性原则

开放标准和互操作性：智慧医院建设应遵循开放的技术标准和互操作性原则。医疗机构应选择符合国际、行业标准的技术和设备，确保系统之间的互联互通。这有助于不同供应商的产品和系统能够无缝集成，实现信息的共享和交流。同时，开放的技术标准和互操作性也有助于医疗机构与其他机构和部门的合作，共同提升医疗服务的质量和效率。

在智慧医院建设中，遵循开放的技术标准和互操作性原则是至关重要的。这意味着医疗机构应选择和采用符合公认的开放标准的技术，以确保各个系统和设备之间能够实现无缝的数据交换和相互操作。

第一，开放的技术标准可以促进不同厂商和供应商之间的合作和协作。通过采用共同的技术标准，各个系统和设备可以更加容易地进行集成和交互，实现数据的共享和互通。这种开放性的技术标准可以避免医疗机构陷入特定厂商的闭环生态系统，提供更多的选择和灵活性。

第二，开放的技术标准能够降低系统集成和维护的成本。当医疗机构采用符合开放标准的技术时，不同的系统和设备可以通过共同的接口进行连接和交互，无须进行大量的定制开发和集成工作，这样可以降低系统集成的复杂性和成本，同时也方便了后续的系统维护和升级。

第三，开放的技术标准还能够提高系统的可扩展性和灵活性。医疗机构在建设智慧医院时往往需要不断引入新的技术和设备，或者与其他医疗机构进行数据交换和合作。通过采用开放的技术标准，医疗机构可以更加容易地集成新的系统和设备，扩展现有的功能和服务，并与其他医疗机构实现无缝的数据共享和协作。

第四，为了实现开放标准和互操作性，医疗机构应该积极参与相关的标准制定组织和行业合作组织，了解和推动行业内的技术标准发展。医疗机构还应在采购和招标过程中，明确要求供应商提供符合开放标准的产品和解决方案。同时，医疗机构应定期评估现有系统的互操作性，确保各个系统和设备能够正常地进行数据交换和集成。

综上所述，智慧医院建设应遵循开放的技术标准和互操作性原则。这可以促进不同系统和设备之间的合作和协作，降低集成和维护成本，提高系统的可扩展性和灵活性

五、系统可维护和可升级性原则

系统可维护性和可升级性：智慧医院建设要求系统具有良好的可维护性和可升级性。医疗机构应选择稳定可靠的硬件设备和软件系统，并建立相应的维护和升级机制，这包括定期的系统检查和维护，及时修复和更新系统的漏洞和问题，以确保系统的稳定运行。同时，医疗机构还应关注新技术的发展和趋势，及时进行系统升级和功能扩展，以适应不断变化的医疗需求和技术环境。智慧医院建设要求系统具有良好的可维护性和可升级性，这是确保系统长期稳定运行和满足不断变化需求的重要方面。

系统的可维护性是指系统在运行过程中能够方便地进行修复、优化和调整的能力。智慧医院系统通常包含多个组件和模块，涉及硬件设备、软件程序以及数据存储等方面。为了保持系统的正常运行，医疗机构应建立系统维护的机制，包括定期巡检、故障排除、备

份和恢复等工作。此外，医疗机构还应与供应商建立良好的合作关系，及时获得技术支持和维护服务，以确保系统能够持续稳定地运行。

系统的可升级性是指系统能够适应技术发展和医疗需求变化，通过升级和更新来提升性能和功能。智慧医院建设是一个长期过程，医疗机构需要不断引入新的技术和解决方案，以适应医疗领域的创新和变革。因此，系统应具备可扩展性和灵活性，能够容纳新的组件和模块，并能与现有系统进行无缝集成。医疗机构应与供应商合作，定期进行系统的升级和更新，以提升系统的性能、安全性和功能，满足不断变化的医疗需求。

为了确保系统的可维护性和可升级性，医疗机构应采取以下措施：

第一，建立系统维护计划：医疗机构应制定系统维护计划，明确维护任务、周期和责任人。通过定期的系统巡检、故障排除和备份工作，保证系统的稳定运行。

第二，与供应商建立合作关系：医疗机构应与系统供应商建立合作关系，确保能够及时获得技术支持和维护服务。与供应商保持紧密联系，了解最新的技术发展和系统更新，及时进行升级和优化。

第三，高可用性和容错机制：智慧医院系统需要具备高可用性和容错机制，以减少系统故障对医疗工作的影响。采用冗余设计、灾备方案和自动故障恢复机制，确保系统的持续可用性和稳定性。

第四，引入标准化和模块化设计：医疗机构在系统建设过程中应采用标准化和模块化的设计原则。标准化设计可以降低系统的复杂性，提高系统的可维护性和可升级性。模块化设计使得系统的各个组件和模块可以独立开发、测试和升级，方便系统的扩展和更新。

第五，不断关注技术发展和趋势：医疗机构应密切关注技术发展和行业趋势，了解新的技术和解决方案。及时进行技术评估，判断其对系统可维护性和可升级性的影响，并在必要时进行系统的更新和升级。

总而言之，系统的可维护性和可升级性在智慧医院建设中具有重要意义。医疗机构应制定维护计划、与供应商合作、建立高可用性和容错机制，采用标准化和模块化设计，并关注技术发展和趋势，以确保系统的稳定运行、满足不断变化的需求，并为医疗机构提供持续的支持和改进的机会。

六、可持续发展和资源优化原则

可持续发展和资源优化：智慧医院建设要注重可持续发展和资源优化。医疗机构应综合考虑系统的能耗和资源利用情况，选择能效较高的设备和技术，以减少对能源和环境的影响。同时，医疗机构还应进行系统性能评估和优化，确保系统的资源利用效率和运行效率达到最优化。通过可持续发展和资源优化，医疗机构可以降低运营成本，提高资源利用效率，实现长期可持续的智慧医院运营。可持续发展和资源优化是智慧医院建设中至关重要的考虑因素。通过注重可持续发展和资源优化，医疗机构能够实现对环境的保护、经济效益的提高以及资源的合理利用。

可持续发展意味着医疗机构在智慧医院建设过程中应采取可持续的做法，以降低对环境的影响，这包括减少能源消耗、优化废物管理、推广绿色技术和采取环保措施等。医疗机构可以通过使用节能设备、引入可再生能源、优化建筑设计和实施循环经济等措施，减少能源消耗和废物排放，降低对环境的负荷。资源优化是指医疗机构在智慧医院建设中有效管理和利用资源，以提高效率和经济效益，这包括优化人力资源的分配和利用，合理配置设备和材料资源，以及最大程度地利用数据和信息。医疗机构可以通过引入智能化设备和系统，实现对资源的精细管理和监控，优化流程和工作效率，减少资源的浪费和损耗。

为实现可持续发展和资源优化，医疗机构可以采取以下措施：

第一，环境评估和规划：在智慧医院建设之前，医疗机构可以进行环境评估，了解建设过程和运营对环境的影响。在规划阶段就考虑环境因素，并制定相应的环保措施和目标。

第二，节能和环保技术的应用：医疗机构可以引入节能设备和环保技术，如智能照明系统、太阳能发电系统、节水装置等，以减少能源消耗和废物排放。此外，通过建立废物分类和回收系统，最大限度地利用可回收资源。

第三，数据驱动的资源管理：医疗机构可以借助智能化系统和大数据分析，对资源进行精细管理。通过监控设备和系统的运行状态、优化人员调度和工作流程、预测需求和优化库存管理，实现资源的高效利用和合理配置。

第四，培养可持续发展意识：医疗机构可以组织培训和教育活动，提高员工对可持续发展和资源优化的意识。通过培训，员工可以了解可持续发展的重要性，学习如何在日常工作中节约资源、减少浪费，并养成环保意识和行为习惯。医疗机构还可以设立奖励机制，鼓励员工提出创新性的节能环保方案，并加以实施。

第五，合作与共享：医疗机构可以与其他机构和行业合作，共享资源和经验，以实现资源的优化利用。例如，医疗机构可以与能源管理公司合作，共同开展能源管理项目，共享节能技术和最佳实践。此外，医疗机构还可以积极参与行业组织和倡导机构的活动，分享经验和成功案例，促进可持续发展和资源优化的共同进步。

综上所述，智慧医院建设要注重可持续发展和资源优化，通过采用环保技术、优化资源管理、培养员工意识、合作与共享等措施，实现对环境的保护和资源的有效利用。这不仅有助于减少对环境的负面影响，提高医疗机构的经济效益，还能为未来的可持续发展打下坚实基础。医疗机构应将可持续发展和资源优化纳入战略规划，并持续改进和创新，以逐步实现更环保、高效和可持续的智慧医院建设目标。

基于自主可控技术的智慧医院建设的原则旨在保护医疗机构和患者的利益，确保智慧医院系统的安全性、可靠性和可持续性。通过遵循这些原则，医疗机构可以建立一个更安全、高效和用户友好的智慧医院环境，为患者提供优质的医疗服务。

第五节　基于自主可控技术的智慧医院建设的重要内容

基于自主可控技术的智慧医院建设涵盖了许多重要内容，以确保智慧医院系统的安全、高效和可持续发展。基于自主可控技术的智慧医院建设主要包括以下内容：

第一，硬件设施建设：智慧医院建设的重要内容之一是建设先进的硬件设施。这包括安装高性能的服务器、网络设备、传感器、智能医疗设备等。这些设备将构成智慧医院系统的基础架构，支持数据的采集、存储和传输，以及各种医疗应用的运行。医疗机构应确保所选设备具有稳定性、可靠性和可扩展性，以满足日益增长的医疗需求。

第二，软件系统集成：智慧医院建设的另一个重要内容是软件系统的集成。医疗机构需要整合不同的信息系统和应用软件，以实现数据的共享和交流。这包括电子病历系统、医疗影像系统、实时监测系统、预约和排队系统等。通过软件系统的集成，医疗机构可以实现医疗数据的统一管理，提高工作效率，减少错误和重复操作。

第三，数据安全和隐私保护：在智慧医院建设中，数据安全和隐私保护是至关重要的内容。医疗机构需要采取措施确保医疗数据的安全性和机密性。这包括建立严格的数据访问控制机制、加密敏感数据、实施数据备份和恢复策略、监测和应对安全威胁等。

第四，智能化医疗应用：智慧医院建设的重要内容之一是开发和应用智能化的医疗应用，这包括基于人工智能和大数据分析的诊断辅助系统、智能监护系统、个性化治疗方案推荐系统等。通过智能化的医疗应用，医疗机构可以提高诊断和治疗的准确性和效率，为患者提供个性化的医疗服务。

第五，远程医疗和健康监护：智慧医院建设还包括远程医疗和健康监护的重要内容。通过远程医疗技术，医疗机构可以实现医生与患者之间的远程诊断和治疗，解决地域限制和交通不便的问题，提供便捷的医疗服务。此外，智慧医院还可以应用健康监护技术，实时监测患者的健康状况，并提供相应的健康管理和预警服务。通过远程医疗和健康监护，医疗机构可以扩展医疗服务的范围和覆盖面，提高医疗资源的利用效率。

第六，智慧医院管理系统：智慧医院建设的重要内容之一是建立智慧医院管理系统。这个系统包括医疗资源调度、排队管理、医疗质量监控、医疗费用管理等功能模块，用于优化医疗资源的利用和管理。通过智慧医院管理系统，医疗机构可以实现医疗流程的优化和自动化，提高工作效率和医疗服务的质量。

第七，数据分析和决策支持：智慧医院建设要求医疗机构建立数据分析和决策支持系统，这个系统可以对医疗数据进行分析和挖掘，提取有价值的信息，并为医疗决策提供支持。通过数据分析和决策支持，医疗机构可以更好地了解患者的健康状况和需求，制定更科学和有效的医疗策略。

基于自主可控技术的智慧医院建设涉及多个重要内容，涵盖硬件设施、软件系统集成、数据安全与隐私保护、智能化医疗应用、远程医疗和健康监护、智慧医院管理系统以及数据分析和决策支持。通过全面考虑和实施这些重要内容，医疗机构可以建立高效、智能化的智慧医院系统，提供更优质的医疗服务，满足人们日益增长的健康需求。

参考文献

[1] 刘文清. 医院信息化管理 [M]. 哈尔滨：黑龙江科学技术出版社，2020.

[2] 谭绍峰，雷行云，陈庆锟，等. 信息化建设对医院管理的影响探讨 [J]. 医学信息学杂志，2019，40（11）：57.

[3] 张海军，张传峰. 现代医院信息化系统应用与实践分析 [J]. 数字技术与应用，2023，41（2）：153.

[4] 钟雪青. 医院信息管理系统在医院管理中的应用与思考 [J]. 中国管理信息化，2015，18（3）：88.

[5] 刘洁. 现代信息技术在医院管理信息系统优化中的应用 [J]. 中阿科技论坛（中英文），2020，（12）：95-98.

[6] 吴水才，常战军，顾建钦，等. 医院信息化概论 [M]. 北京：北京工业大学出版社，2015.

[7] 宋书娟. 医院档案管理与信息化建设 [M]. 长春：吉林人民出版社，2020.

[8] 由宝剑，蔡志宏，赖明福，等. 医院全面预算管理理论·实践·信息化 [M]. 西安：西安电子科技大学出版社，2017.

[9] 虞玉津，卢斌. 现代医院后勤管理信息化应用指南 [M]. 北京：研究出版社，2019.

[10] 胡强，胡外光，陈敏莲，等. 基于自主可控技术的智慧医院信息化建设 [M]. 北京/西安:世界图书出版公司，2019.

[11] 马莉莉. 医院信息管理中计算机数据库技术应用分析 [J]. 数码世界，2020（11）：227-228.

[12] 张工，吴飞，李先锋. 现代医院管理制度之信息管理制度建设思考 [J]. 中国管理信息化，2020，23（13）：105-107.

[13] 张安. 加强医院信息管理系统安全策略 [J]. 电脑知识与技术，2020，16（16）：74-75.

[14] 张磊. 计算机数据库技术在医院信息管理中的运用分析 [J]. 数字通信世界，

2020，(6):190-191.

[15] 于国清. 分析计算机网络技术在医院信息管理系统中的应用 [J]. 世界最新医学信息文摘，2019，19（46）：266.

[16] 张旭. 试论医院信息管理系统的设计与实现 [J]. 网络安全技术与应用，2019，(6)：90-92.

[17] 农雯琦. 公立医院实施全面预算管理的难点及解决对策 [J]. 会计之友，2019，(6)：144-147.

[18] 朱淑梅，赵丹惠. 我国大型医院后勤信息化管理的现状和发展趋势 [J]. 中国医院管理，2018，38（9）：71-73.

[19] 吕博. 现代信息技术在医院管理信息系统优化中的应用研究 [J]. 数字技术与应用，2018，36（7）：96+98.

[20] 林炜炜，蒋帅，吕国晓，等. 我国公立医院后勤管理现状的调查与分析 [J]. 中国医院管理，2018，38（5）：75-77.

[21] 倪君文. 公立医院全面预算管理的信息化实践与思考 [J]. 卫生经济研究，2018，(5)：63-65.

[22] 方子，乐曲，陶思羽. 全面预算管理下公立医院的成本管理分析 [J]. 中国医院管理，2018，38（2）：53-55.

[23] 任毅，王敏. 医院信息管理存在问题及优化策略 [J]. 医学信息学杂志，2017，38（10）：67-70.

[24] 刘晓强，华永良，薛成兵. 我国医院信息化发展历程浅析 [J]. 中国卫生信息管理杂志，2016，13（2）：152.

[25] 姚银銮，熊季霞，周亮亮，等. "互联网+健康"背景下区域医联体信息化建设探析 [J]. 中国医院，2019，23（2）：6.

[26] 浦晓雯，夏开建，张军朝. 基于大数据驱动的医院档案管理数据分析方法与应用决策 [J]. 山西档案，2016，(5)：78-80.

[27] 吴震天，张武军，龙思哲，等. 智慧医院建设与发展思考 [J]. 现代医院，2021，21（3）：434.

[28] 王韬，钱六五. 智慧医院设计分析及策略 [J]. 建筑技术开发，2022，49（6）：5.

[29] 沈慧. 医院全面预算管理应用研究 [J]. 财会学习，2023，365（12）：61.

[30] 赖友桃. 公立医院全面预算管理信息化建设研究 [J]. 财经界，2022，634（27）：51.

［31］李建功，刘志刚，张丰友. 现代医院后勤保障设备的信息化管理探讨［J］. 南方农机，2020，51（9）：232.

［32］任琍. 现代医院档案管理工作创新发展之管见［J］. 档案与建设，2010（3）：60.

［33］唐梅. 现代化中医院人事档案管理的构想［J］. 重庆医学，2013（29）：3578-3578，3586.

［34］郝培来. 三级医院档案管理创新研究［J］. 中国医院管理，2010，30（12）：62-63.

［35］夏令国，刘婷婷，周洁. 医院档案管理中的利用和保密［J］. 兰台世界，2016（14）：72-73.

［36］陈婧婧，尹远芳，肖俊杰. 当前医院档案管理的困境与对策［J］. 兰台世界，2017（24）：42-44.

［37］高海燕. 大数据环境下医院档案管理的 SWOT 分析［J］. 山西档案，2020（1）:139-142，47.

［38］朱文韬. 云技术在医院档案管理中的应用研究［J］. 档案管理，2020（4）:79-80.

［39］林迎迎. 医院档案管理人才队伍建设策略探究［J］. 兰台世界，2017（9）：74-76.

［40］殷航. 信息化时代医院体检档案信息化管理研究［J］. 办公室业务，2019（1）:49.